Bibliothèque historique de la France Médicale

Coutumes Médicales et superstitions populaires du Bocage vendéen

PAR

Le Dr BOISMOREAU
Membre de la Société française d'histoire de la Médecine.

AVEC UNE PRÉFACE

Du Dr Marcel BAUDOUIN

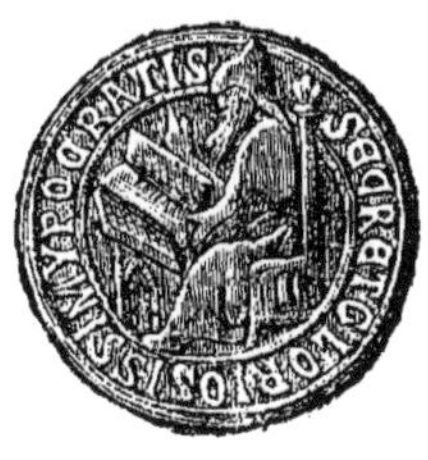

PARIS
HONORÉ CHAMPION
5, QUAI MALAQUAIS, 5

1911

N° 29

Bibliothèque historique de la France Médicale

Coutumes Médicales et superstitions populaires du Bocage vendéen

PAR

Le Dr BOISMOREAU
Membre de la Société française d'histoire de la Médecine.

AVEC UNE PRÉFACE

Du Dr Marcel BAUDOUIN

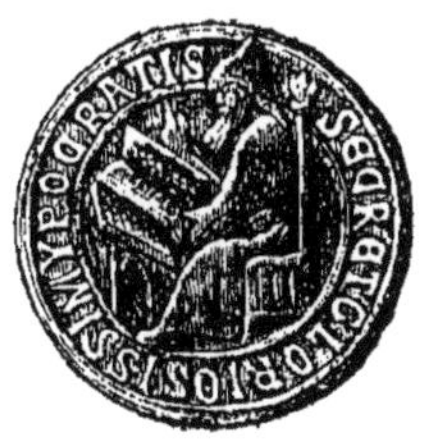

PARIS
HONORÉ CHAMPION
5, QUAI MALAQUAIS, 5

1911

N° 29

PRÉFACE

Vous me priez, mon cher confrère, de présenter votre ouvrage, consacré aux *superstitions populaires et aux coutumes médicales de notre haute Vendée;* aux savants, aux médecins, aux Vendéens, qui aiment leur pays et sa vieille histoire.

Je me demande si, vraiment, dépourvu de tout titre officiel, simple soldat d'une armée d'ailleurs peu nombreuse, je suis bien qualifié pour tenter la première des opérations que vous souhaitez, avec raison, voir réussir ! Mais, comme il me semble bien que, jadis, je fus reçu, certain soir, docteur en médecine, et que, depuis cette époque, je suis toujours resté fidèle à mon poste, dans la presse médicale, je me crois capable encore de répondre, sur le second point, à votre légitime désir. En tout cas, votre demande honore grandement le médecin, l'homme de lettres, et le citoyen d'avant-garde que je me suis toujours efforcé d'être, depuis trente ans déjà. Aussi je vous en remercie très vivement.

Au demeurant, je puis affirmer, en outre, qu'en vous adressant à un Parisien, qui n'est qu'un Vendéen émigré, mais non déraciné et qui, chaque année, dès les premiers beaux jours, abandonne — avec tant de hâte ! — la Capitale pour le petit coin de terre natale où a poussé le « chou » traditionnel, vous avez comblé de joie le localiste passionné que je suis resté; le folkloriste enthousiaste que je suis devenu; et le préhistorien de métier, qui a consacré tous les loisirs de sa vie boulevardière, à tirer de l'oubli les admirables monuments qui, jadis, ont couvert le sol de notre pays, tout comme s'il n'était que le bout — méridional ! — de la célèbre et antique Bretagne.....

De mon côté, je dois vous dire qu'il m'a suffi de parcourir, dans un journal ami, votre important travail, pour comprendre, de suite, qu'un traditionaliste vendéen nous était né, et qu'un jeune praticien de notre pittoresque Bocage allait marcher, à son tour, sur les traces des Benjamin Fillon, des Ferdinand Baudry, des Jérôme Bujeaud, des Bocquier, des Jehan de la Chesnaye...

Certes, ceux-là ont tiré du chaos de nos contes de veillées et de nos belles légendes, des notions fort précieuses; mais il reste encore à glaner parmi nos souvenirs d'antan, presque aussi vieux que nos ruisseaux et nos prairies ! Et je suis persuadé, désormais, que votre moisson médicale, bien à vous celle-là, sera aussi fructueuse que celle des maîtres qui vous ont montré le chemin le meilleur, dans une direction différente.

***

Vous avez d'ailleurs une éducation scientifique, qui vous donnera une supériorité réelle sur vos devanciers. Médecin, — et surtout médecin de campagne, — vous pouvez et savez voir ! Vos récits n'en auront que plus de valeur *documentaire*, que plus de portée *sociale !* — Habitué à être très précis — car la vie des gens dépend souvent de diagnostics parfois bâtis sur des pointes d'aiguilles ! — vous êtes convaincu qu'il faut toujours rester sur la *terre*, pour *bien observer* ; et que la circulation *dans les nuages* ne doit jamais être le but poursuivi par l'homme de l'art, à notre époque ! Le temps de Molière est passé......

Accoutumé à suivre l'effort humain, dans sa lutte quotidienne pour la vie et la santé, et en particulier dans sa défense contre les maladies, morales comme physiques, vous êtes persuadé qu'il n'y a de bon et d'utile que *l'observation*, patiente et méticuleuse, et qu'il faut chercher la Vérité sur le sol — et même parfois dans les puits ! — mais jamais vers les *Etoiles*, qui luisent encore à notre firmament..... Vous avez raison.

La base de toute science humaine est sur terre ou sur mer; mais à quelques mètres au-dessus de nos bois, elle est déjà dans les brumes, et manque de points-appuis ! Je ne puis donc que vous approuver, en constatant que vous n'avez jamais perdu pied, jamais quitté le seul terrain de travail que j'admette.

***

Vous avez accompli de longues randonnées, sous les ombrages épais de nos vallons; vous avez, chemin faisant, attentivement écouté. — Vous avez bien *entendu* et bien *vu* ; et vous avez beaucoup retenu ! Vous avez pris des notes — c'est le cas de le dire, puisque vous avez recueilli des chansons! — comme d'autres de vos condisciples, dans les hôpitaux des villes, rédigeaient des observations de malades ; vous n'avez rien négligé, convaincu qu'en ces matières le détail est tout ; que le fait *matériel* est le seul qui importe. Vous avez surtout su éliminer l'accessoire, sans intérêt réel, les enjolivures inutiles, quoique parfois pleines de poésie et de couleur locale. Vous laissez à d'autres, d'un tempérament différent, le soin de tirer de vos remarques des conclusions peut-être plus piquantes, ou plus philosophiques, mais peut-être aussi plus scabreuses ou plus hasardées.

En ceci, mon cher compatriote, vous avez montré que vous êtes un homme de science, de la bonne Ecole ; de celle qui tient à isoler nettement l'imagination créatrice, d'un domaine où elle n'aurait pas dû entrer, au moins trop tôt ! Je vous en félicite, car c'est une qualité assez rare chez les écrivains imbus de localisme un peu intensif !

N'en doutez pas ; vous êtes dans la bonne voie, sur la seule route qui puisse mener au Progrès.

Je ne suis pas, certes, de ceux qui veulent empêcher les littérateurs de prendre nos légendes, plusieurs fois centenaires, pour base de leurs récits en vers ou en prose, de leurs nouvelles sensationnelles, ou de leurs romans ; mais je conseille toujours de ne pas se laisser glisser sur cette pente dangereuse, quoique facile, quand on veut rester un folkloriste pur...

Pendant de longues années, cette mauvaise

habitude a déconsidéré, en France, les études sérieuses de traditionalisme et de préhistoire. A mélanger ainsi le récit primitif et naïf, sorti bien achevé de l'âme populaire, avec le travail imaginatif des meilleurs poètes, on a fait perdre, à ces recherches d'histoire locale, toute la précision voulue, tout caractère scientifique; et on a réussi à jeter un discrédit immérité sur tous ceux qui s'en occupent; si bien que les Académies ne veulent pas encore entendre parler de tels travaux !

Mais la réaction est venue. L'observation pure a repris ses droits. Les sciences naturelles sont venues à la rescousse; elles ont tiré, du mauvais pas, les adeptes hardis, mais trop inexpérimentés, de ces sciences nouvelles. A son tour, la terre, le sol, la géologie a parlé à l'étudiant avec autant d'éloquence enflammée, — mais plus d'exactitude — qu'à l'artiste, qui, seul, osait l'interroger autrefois et à sa manière! Tout a été remis dans l'ordre; désormais, le chemin est bien jalonné, le routin est sûr, à qui veut s'y risquer !

***

Vos récits, pour être un peu plus techniques, n'en intéresseront pas moins, — j'en suis certain d'avance, — tous ceux qui, comme vous, sentent vivement la leçon morale qui se dégage de nos vieilles coutumes, médicales et autres ! — Pour qui sait lire, dans ce livre toujours ouvert qu'est la Nature ; pour qui aime à fouler aux pieds notre sol, à frôler les animaux et les plantes qui en sont la parure, à écouter le paysan attaché à la glèbe, la *Terre Vendéenne* apparaît vite comme une vaste bibliothèque, aux riches rayons cachés, où des trésors et des manuscrits, restés indéchiffrés depuis longtemps, étaient accumulés par les siècles. — Ayez confiance ; cherchez ! vous trouverez.

***

A nouveau, fouillez donc nos vallées, d'une main pieuse. Au bord de chaque ruisseau, vous entendrez, avec le murmure des eaux, la voix de la *fée* du pays, qui vous dira mille choses inédites. Asseyez-vous sur le bloc de granit voisin, et bientôt votre siège même parlera à son tour ! Je l'ai écrit autrefois : le sol réagit sur l'homme avec une intensité stupéfiante ! Il donne au *Bocain* son facies et son caractère ; à l'habitant de *la plaine*, sa vive allure et son costume joyeux ; au *maraichin*, un peu triste, pensif, qui ne connaît que l'eau, la vase et la prairie, son vêtement de laine et son air nerveux ; au *marin*, ce visage hâlé qui fait sa force, et l'amour de la liberté !

Regardez vous-même. Ne disséquez certes pas vos malades, mais leurs pensées ! Faites-les causer ; n'hésitez pas : faites les danser et *chanter* surtout, à vos côtés, au bord d'un piano ! Notez leurs complaintes, comme vous avez décrit leurs habitations, leur mobilier, leurs maladies, leurs remèdes ! Vous nous ferez connaître ainsi un peu plus de notre belle Vendée et vous aurez bien servi, la science et notre petite patrie. — Courage, vous qui êtes jeune encore !

Dr Marcel Baudouin.

Coutumes médicales et superstitions populaires du Bocage Vendéen

Avant-propos.

Au cours de l'exercice de notre profession, dans un coin du Bocage vendéen, il nous fut permis, maintes fois, de recueillir, auprès des habitants du pays, des formules de pharmacopée populaire et d'assister, également, à des pratiques thérapeutiques très en faveur, dans la région.

Au hasard de la route, entre deux visites, nous avons noté ces préceptes, qui ne constituent qu'une faible partie du formulaire usuel. Certains remèdes, en effet, restent secrets : apanage, souvent exclusif, d'une seule famille, ils sont transmis, avec un soin jaloux, par ses représentants, et le mystère qui les entoure ne sert pas peu à leur réputation.

Tel « rabouteur » qui s'est spécialisé dans la guérison des plaies par instruments aratoires, fourches, serpes, faucilles, etc..., dont la gravité est connue des paysans, a pu amasser, de la sorte, l'argent nécessaire à constituer une aisance relative. Ce n'est qu'au lit de mort, à la fin, qu'il confiera son secret, à une seule personne, héritier incontesté, qui, dès le lendemain, et sa vie durant, continuera le même métier, avec la même renommée.

Les nécessités professionnelles, impérieuses souvent, à la campagne, ne nous ont pas permis de prendre connaissance des travaux antérieurs concernant le sujet de notre étude. Nous ne voulions pas, du reste, faire une œuvre de longue haleine, la compétence nous manque pour en tenter l'entreprise. Familiarisé depuis des années avec les coutumes et le patois du pays ; habitant au centre du Bocage vendéen ; pratiquant, tous les jours, une profession qui facilitait singulièrement notre tâche, nous avons cru nous trouver dans de bonnes conditions, pour effectuer un travail dont l'originalité est, sans doute, le seul mérite.

La tradition disparaît. Avec elle s'en vont les coutumes antiques et le pittoresque régional. Tout ce qui constitue le passé mérite un instant d'attention, avant de s'effacer, sous la marche triomphale du Progrès.

Cette vieille pharmacopée populaire de nos anciennes provinces n'apparaît pas bien séduisante ; elle est si éloignée de nos grandioses théories actuelles qu'elle fait sourire maintes fois. Sa naïve simplicité, souvent aussi sa complexion étrange et méticuleuse, étonnent ; elle devient intéressante, dans son application.

Parmi les formules vulgaires, dont le recueil constitue notre étude, il en est qui sont répandues, croyons-nous, dans toute la région de l'Ouest. Les plus nombreuses sont particulières au Bocage de la Vendée.

Malgré une civilisation indéniable, certains cerveaux, les plus nombreux peut-être, restent encore profondément attachés à la tradition ancestrale. « Jean Chouan et ses disciples ne sont point morts, » disait, hier, une personnalité politique du pays. Le point de vue politique ne saurait nous intéresser ; mais il est un fait certain, c'est que presque tous les paysans de nos campagnes ont une inébranlable confiance, une foi, un culte, en un mot, pour la tradition et ses coutumes.

On aime beaucoup les vieillards, dans notre pays. On aime leurs conseils, on les suit. L'ancienne génération, trop ignorante, lisait peu, presque jamais. La mémoire des parents âgés, souvent faussée, faisait office de livre. Les mains des paysans n'étaient pas habituées à tenir une brochure, ou un journal ; le soir, à la pâle clarté de la chandelle de résine, suspendue à la « iube » (1), les yeux se fatiguent vite. Au contraire, la conversation se poursuit avec entrain, durant les veillées de l'hiver ; chacun dit son mot, les vieux surtout, qui sont volontiers causeurs et en connaissent long, sur toutes les histoires.

Une maladie chronique, pénible, atteint-elle un habitant du village? Il est bien rare qu'un vieux ne se souvienne d'avoir vu, ou entendu parler, autrefois, d'un mal analogue. Avec complaisance, il cite les noms, bien connus de tous. Les médecins n'ont jamais pu guérir ces maladies-là ; ils soulagent seulement. C'est grâce à une potion secrète, à un remède mystérieux, donné et préparé par un « guérisseur » que le malade a recouvré la santé.

Chez le paysan du Bocage, nature simple et, en tant qu'individualité, prise isolément, timide, il faut constater également une prédisposition particulière, quasi atavique, pour le merveilleux.

Pendant les veillées d'hiver, passées en famille, autour de l'âtre, où achèvent de se consumer les « sarments » (2) de choux ; quand, au dehors, la pluie et le

(1) La iube ou ioube est le support de la chandelle de résine et se plante généralement, dans la cheminée, au coin, dans les interstices des pierres de la muraille.

(2) Les sarments de choux sont les racines de cette plante, séchées et conservées à l'abri de l'humidité. Ils constituent un mode de chauffage économique très répandu dans le Bocage.

vent font rage, ils sont toujours écoutés, ceux dont la fantaisie se plaît à raconter, souvent en amplifiant, des faits étranges, des guérisons dues à des remèdes extraordinaires « pour la mort ou pour la vie ».

Cette prédisposition est peut-être la même, identique, chez les populations rurales de la France; mais elle est, à coup sûr, aussi puissante que partout ailleurs, dans ce Bocage vendéen que l'histoire a montré si attaché aux traditions de ses ancêtres.

N'était-il pas, aussi, dans des conditions spéciales, ce pays où les routes n'étaient que des chemins à peine praticables pour des piétons, les grands centres éloignés, l'initiative individuelle sévèrement enchaînée par la loi du seigneur.

Il est encore bien pittoresque, notre Bocage de la Vendée, avec ses vallons frais, où le gazouillis des oiseaux se mêle à la chanson du vent dans les branches et aux murmures étouffés des ruisseaux jaseurs, coulant sous les pierres moussues. Pourtant, en quelque cent ans, combien grandes ont été ses modifications !...

Du sommet d'une des belles collines de Vendée, à Pylose, au Bois de la Folie, à la Chapelle des Alouettes, à Saint-Michel-Mont-Mercure, la vue erre, à l'infini, sur une mer toujours ondulante de verdure : chênes géants et centenaires, châtaigniers informes, tortueux, aux troncs crevassés, frênes élancés, aux rameaux vigoureux, cerisiers sauvages, aux fines fleurs blanches et roses, hêtres touffus au majestueux feuillage, sapins géants toujours verts. Au milieu de cette luxuriante frondaison, apparaissent quelques taches brunes des champs fraîchement labourés, puis les teintes, diversement vives, des cultures fleurissant, sous le soleil.

Plus loin, aux limites de la vue, se profilent des collines arides, recouvertes d'ajoncs, de bruyère, de genêts où, l'hiver, le vent sanglote sa monotone mélopée autour des énormes rochers de granit bleu. Sur le sommet s'élève un château sombre, aux tourelles épaisses, rustiques, sans style, c'est la demeure du seigneur du pays.

Dans le vallon, sous la voûte des arbres verts, une végétation intense se livre à tous ses caprices. Les sentiers y sont rares et glissants, le sol mou, les « bourbasses » (1) fréquentes.

Ces routins conduisent à des chemins profonds, encaissés entre les rochers et la terre humide, recouverts par les branches des arbres ; ils sont, presque toujours, transformés en ruisseaux, ou en mares, dont de gros blocs de rochers permettent la périlleuse traversée.

A l'orée du bois, sous les arbres, très basse, avec des fenêtres étroites, se gîte la maison du paysan, du serf. La porte est large, peu haute ; elle est divisée, en sa moitié, en deux parties horizontales, pour remplir le rôle de porte et celui de fenêtre. Tout près s'étale, en mare noirâtre et putride, le purin du fumier voisin. Adossées à la chaumière, des constructions de planches, recouvertes de paille, abritent domestiques et bestiaux.

Le dimanche, le paysan s'habille, se lave la tête et les mains, au lavoir voisin, au « doué ». Il met, sur sa chemise de travail, une chemise propre, un tricot de laine, une blouse bleue et, pieds nus, dans ses bottes ou ses sabots, se rend à la messe, au bourg voisin, agglomération de quelques masures, dont l'église a peine à dépasser le sommet.

Tout ce que le paysan possède, tout ce qu'il sait, il l'a acquis dans les limites qui séparent sa maison du bourg. Son horizon intellectuel ne va pas plus loin ; le pénible travail de la terre absorbe tout son être ; pour-

(1) Sous le nom de bourbasse, on désigne, dans le pays, les terrains mous, vaseux d'où émergent les sources. La boue liquide qui les constitue pénètre souvent à une assez grande profondeur.

vu qu'il contente son seigneur ou son curé, il vit heureux de son sort, sans chercher à l'améliorer.

Ils vécurent longtemps ainsi les serfs du Bocage :

Humana ante oculos fœde quum vita jaceret
In terris, oppressa gravi sub Religione,
Quæ caput a cœli religionibus ostendebat,
Horribili super aspectu mortalibus instans...
. . . . »

Lucrèce, *De natura rerum* (1)
(V. 63-67).

Un jour, la Liberté vint frapper à leur porte ; ils la chassèrent, ne la comprenant point.

Ils se sont réveillés, peu à peu, mais ce réveil est encore hanté des rêves de leur long sommeil...

On s'imagine difficilement le rôle d'un médecin, dans le Bocage, à cette époque où la rareté du titre, les difficultés inouïes de communications rendaient l'exercice de sa profession particulièrement pénible. Il ne faut donc pas s'étonner outre mesure du nombre de guérisseurs, sorciers, rabouteurs, à cette époque, et de leur popularité.

Même de nos jours, bien des paysans ne comprennent pas beaucoup la valeur d'un diplôme officiel et souvent, un titre de masseur les éblouit davantage.

Toutes les considérations qui précèdent ont été magistralement étudiées, par des plumes autorisées. Notre rôle doit se restreindre à donner quelques formules de remèdes populaires, que les vieux « bocains » (2) d'aujourd'hui ont recueillies de la bouche de leurs anciens, de vrais chouans ceux-là.

(1) « Alors que l'homme avili rampait sous les chaînes pesantes de la superstition qui, du milieu des nues, montrait son épouvantable tête et dont les yeux effrayants menaçaient d'en haut les mortels........ »

(2) On donne le nom de « bocains » aux habitants du Bocage vendéen.

Parmi les quelques remèdes qui composent cette thérapeutique populaire, il en est qui ont une réelle valeur. Le confesserons-nous? En dépit des enseignements de la Faculté, au risque de passer pour un « empirique » (1), nous en avons employé quelques-uns qui nous semblaient anodins, et ne nous en sommes pas mal trouvé.

Une étude approfondie de la plupart de ces recettes montrerait, sans doute, qu'elles contiennent souvent une plante, un principe, dont la valeur pharmaceutique est incontestable. La bonne infusion de reine des prés ou d'écorce de frêne contient peut-être autant de salicylate que certains remèdes de réclame !

Il est d'autres formules qui sont, de plein chef, stupides et nous cherchons vainement quelle peut être l'efficacité d'un cataplasme de fiente de poule sur une plaie du nez. Pourtant, nous avons vu ce mode de pansement.

Que les remèdes soient bons, sans valeur, ou mauvais, ils accomplissent leur œuvre. Les uns guérissent quelquefois, les autres ne font jamais de mal ; il en est qui tuent, mais assez rarement. Quand ils tuent, c'est « qu'il n'y avait rien à faire », disent les paysans, et ce triste résultat est vite oublié.

Le remède est peu de chose. Il n'y a que la foi qui sauve !

Division de notre étude.

Nous aurions, avec plaisir, fait un travail plus documenté et plus long, si nous en avions eu la compétence et le loisir. Il faut nous contenter de rassembler quelques notes éparses, recueillies au hasard des chemins.

(1) Un « empirique », dans le Bocage, est un guérisseur, un médecin ou un vétérinaire non diplômé qui traite par des herbes.

Nous diviserons notre étude en deux parties, ainsi que l'indique le titre de notre ouvrage. Dans une première partie, après avoir donné un léger aperçu du vocabulaire populaire des maladies, nous étudions les remèdes employés, dans leur traitement, en suivant l'ordre alphabétique; nous consacrons quelques pages à l'étude des meubles de la première enfance, berceaux, « charrettes » et « virous »; nous disons ensuite quelques mots des amulettes habituelles, des somnambules et dormeuses, des Saints guérisseurs, du don du Saint-Esprit; nous terminons, par l'étude des lieux de pèlerinages les plus fréquentés du Bocage vendéen.

Dans une seconde partie, nous traitons des superstitions populaires du pays, croyance aux plantes magiques et à leurs merveilleuses vertus, aux sorts et aux sorciers, aux animaux fantastiques, lutins, fadets, garous, etc... Nous avons joint à cette partie de notre ouvrage quelques vieilles chansons du Bocage, qui constituent des documents intéressants et originaux. Nous terminons notre opuscule, en citant quelques contes populaires et faits merveilleux. Par cet aperçu sommaire, on se rend compte que notre étude n'est pas essentiellement médicale. Nous nous sommes éloignés souvent du but poursuivi. Notre région est fertile en souvenirs de toutes sortes; la tradition s'y manifeste partout d'une façon particulièrement attrayante et nous entraîne souvent.

Tout ce que notre Bocage renfermait d'intéressant a été étudié, depuis longtemps, par des personnes plus autorisées qu'un médecin de campagne (1).

Le médecin, il est vrai, voit quelquefois ce qui échappe à l'artiste, au littérateur, au poète.

C'est là la seule originalité de notre opuscule.

(1) Cf. l'intéressant ouvrage de M. Guillemet, député de la Vendée : « Au pays Vendéen. »

PREMIÈRE PARTIE

CHAPITRE PREMIER

Aperçu du vocabulaire populaire des maladies.

Le Bocage de la Vendée possède un dialecte spécial; il n'est pas surprenant, dès lors, que les noms des maladies soient modifiés plus ou moins profondément.

Avant d'étudier la thérapeutique populaire des affections en général, nous donnons un aperçu de ce patois spécial. Ce n'est, hâtons-nous de le dire, qu'un aperçu des plus sommaires.

On dit :

Une « affliction de poitrine » pour une fluxion de doitrine.

Une « démanchure » pour une luxation.

Une « oralgie » pour une névralgie.

Une « cassure » pour une fracture.

Une « colique de sang » pour une appendicite, une typhlite.

On distingue la « pleurésie mouillée » de la « pleurésie d'eau » et de la « pleurésie chèche » (sèche).

Une femme qui a des troubles menstruels est « déréglée » et a besoin de « prendre des fortifications » (fortifiants).

On dit « être anémie » pour être anémique.

De même, on dit « être tuberculeau » pour être tuberculeux.

Avoir « le mal caduc », c'est être épileptique.

Avoir « mal à la nature », c'est avoir mal aux organes génitaux (pour la femme).

Les « tétés » sont les seins.

La « courpe », les reins.

L'« us », le bord externe des arcades sourcilières du frontal.

On dit d'une femme enceinte « qu'elle va mettre à bas » ou bien « qu'elle promène un enfant ».

Un « poupon » est un enfant mâle.

Une « pouponne » une petite fille.

« Ça me zague » veut dire : j'ai des élancements.

« Ça me teurvire », ça me remue.

Dans les plaies contuses, il y a souvent un « nerf de tressauté », ce qui signifie un muscle froissé.

S'être « burgué » un œil dans une épine veut dire s'être violemment contusionné l'œil sur une épine.

Un « pelon » de châtaigne peut se burguer dans un œil. Le pelon est l'épine de la coque de la châtaigne.

« Etre esquinté » veut dire être éreinté, très fatigué.

Suralimenter se dit « gouger ».

La « rache » est une maladie du cuir chevelu.

Le « charcois » est le corps.

Le « chalumiâ », l'œsophage.

« Etre évigacé » se dit d'un enfant, et signifie être vif, bien en train.

« Gueurzeller » signifie ronfler.

« Buffer », souffler.

La « fosse du cœur » est la région précordiale.

« Etre rétreint » veut dire être constipé.

Une « éparée » signifie une surface.

L'huile d' « hérisson » est l'huile de ricin.

Une « mouche », un vésicatoire.

« Le p'tit a rendu dau lait grabotté », veut dire : le petit a vomi du lait caillé.

Une palâcre est une plaque ; « j'ai sur les jambes des palâcres rouges », veut dire des plaques rouges.

« Engrenousir » signifie pourrir de mauvaise façon. Les vésicatoires engrenousissent parfois.

« Etre avessé », être rendu à bout.

« Avoir mau au corps », avoir mal au ventre.

« Avoir l'estomac barbouillé », avoir envie de vomir.

« La tête me vire », la tête me tourne.

« Ne pouet être bin », être malade.

« Etre assobré », être préoccupé.

« Ça toupe, ça boute », se dit d'un abcès en formation qui occasionne des douleurs lancinantes et pulsatiles.

« Etre abâcré », être bien fatigué.

« Gorgetter », se dit d'un malade, d'un enfant surtout, qui cherche à avaler les mucosités contenues dans sa gorge, par une série de mouvements de déglutition, accompagnés d'un bruit particulier.

« Bavassages », on nomme ainsi les déjections, crachats, vomissements, des malades.

« Grémeillons », se dit des parties plus au moins dures contenues dans les fèces des enfants.

« Faire des barêmes », se dit d'une personne qui rêve à haute voix, d'un malade qui délire, d'un dément.

« Margoilles, margouillages. » Une « margoille » est la petite mare stagnante, flaque d'eau plus ou moins large et nauséabonde qui s'étale sur la vase putride. Par analogie, on dénomme ainsi les produits excrémentiels des diarrhéiques.

« Teurvirer », se remuer sans cesse.

« Se démâler », geindre, se plaindre.

« Un grand soulât, une grande soulée », beaucoup ; expression pittoresque dans le même genre que : une belle ventrée, une pochetée (patois étrangers)

« Elossé », une jambe, une main est « élossée », c'est-à-dire déchirée, meurtrie, mise en lambeaux par une contusion violente, une plaie par arrachement.

Une « aboute », une sorte d'attelle, une « riorte », un lien.

« Etre écalé », un enfant, par exemple, s'est écalé lorsqu'il a fait effectuer à ses jambes « un grand écart » complet, pendant une chute. Un rachitique, un malade atteint de genu valgum est également écale.

Un « biroyon » est un orgelet.

« Etre emballotté, s'emballotter », veut dire bâiller de telle façon que la mâchoire inférieure se luxe !

« Déballotter », c'est réduire la luxation.

Ce n'est là qu'une infime partie des termes médicaux populaires. Il faut avoir pratiqué l'art médical, dans le Bocage vendéen, pour en goûter l'originalité étrange et naïve, au cours d'une visite, alors qu'une vieille bonne femme de grand'mère essaie de vous expliquer la maladie d'un petit, cependant que poules, canards et autres habitants de la basse-cour, profitant du manque de surveillance, font joyeusement irruption dans la chambre.

CHAPITRE II

Pharmacopée populaire des diverses affections. — Composition de remèdes.

Adénite. — Beaucoup d'enfants de nos campagnes sont atteints d'adénite. Cette affection n'attire l'attention des parents que lorsque l'inflammation des ganglions est déjà volumineuse. Avant de consulter le médecin, on cherche généralement à soigner soi-même les petits malades et à « faire passer la maladie ».

Les applications de graine de lin sont les premières employées. Le contenu du cataplasme varie à l'infini, c'est ainsi que l'on emploie indifféremment l'amidon, le son, l'avoine, l'âche (apium graveolens), etc.

Pour fortifier l'enfant, certains recommandent des tisanes de « cresson » prises à jeun, le matin, avant le repas; également, les infusions de feuilles de noyer, ou de petite centaurée. En cas d'insuccès, on temporise généralement.

Si l'adénite a tendance à se transformer en abcès, on multiplie les cataplasmes, dans le but de « faire sortir le vrin », le pus, et si ce résultat est obtenu, on se garde d'aller voir le médecin qui arrêterait cet écoulement. « C'est un bien que ça sorte », et le petit être, le cou serré dans des linges malpropres, rarement changés, vaque aux jeux de son âge, s'inoculant de lui-même, et inoculant ses petits camarades d'un pus souvent bacillaire.

Ces linges de pansements sont souvent recouverts de

pommades douteuses, de lait caillé, d'eau de vaisselle. Quand il s'agit de faire *apporter*, tout est bon, même une simple feuille de bette (beta vulgaris). Ces tentatives sont parfois suivies d'accidents graves : notre confrère et ami, le Dr Pons, de Clessé (Deux-Sèvres), a observé un cas de tétanos, consécutif à ces modes de pansements.

Dans la suite, une cicatrice indélébile et disgracieuse, de large étendue, s'étend sur la région malade.

Angines. — On a coutume de mettre, autour du cou du malade, un bas de laine du pays, empli de cendre bien chaude ; cette application se fait au moment de se coucher.

D'autres font chauffer des feuilles de laurier commun et les appliquent sur la gorge, en les maintenant avec un foulard.

Le raifort et la moutarde sont également employés.

Le gargarisme populaire, dans ce cas, est composé de mûres, de pointes de ronces sauvages, de fleurs de chèvrefeuille, mélangées avec un peu de miel, de vinaigre et d'eau.

Comme remèdes plus énergiques, les sangsues ; parmi les plus récents, le tannin et l'alun.

Apoplexie. — Une vieille coutume consiste à faire l'émission sanguine, au moment de l'attaque, en coupant le lobule de l'oreille, de chaque côté, avec un canif ou de simples ciseaux. On met également sur le gras des mollets des cataplasmes de raiforts (cochlearia armorica). Les sangsues sont fréquemment employées.

Asthme. — Les inhalations de plantes aromatiques ont été essayées sans grand résultat. Au moment de l'accès, les uns prennent une forte rasade d'eau-de-vie distillée dans le pays; les autres fument du tabac ordinaire, en pipe ou en cigarette.

Les cigarettes spéciales pour cette maladie se vulgarisent.

Bronchites aiguës. — Le malade « gueurzeule », il a le « gueurzeuillon », ce sont les râles ronflants et sibilants, ordinaires de cette affection.

Les tisanes les plus employées à cet effet sont la pulmonaire (pulmonaria officinalis), la capillaire (adiantum pedatum), la bourrache (althœa officinalis), le fruit du pin franc, la « pigne de pin ». Révulsion aux raiforts, frictions, cataplasmes de moutarde.

Le plus souvent, si ces remèdes échouent, le malade se fait appliquer les « mouches », c'est-à-dire se fait mettre un vésicatoire, par un des membres de sa famille, soit au creux de l'estomac soit, dans une région douloureuse ; généralement, jamais on n'applique ces révulsifs à l'endroit convenable. Chez les enfants, la complication la plus à craindre est la « chute des côtes ».

Broncho-pneumonie. — Le paysan vendéen ne comprend pas ce terme ; il ne connaît, par expérience, que la vieille « fluxion de poitrine ». Si le médecin parle de broncho-pneumonie, il ne fera pas le remède vulgaire, craignant de mal l'employer.

« Voulez-vous faire plaisir à un de vos malades, en « pleine campagne bretonne ? dit Foll (1) dans sa thèse « de doctorat ? Prescrivez-lui un vésicatoire et faites « suppurer. C'est l'humeur mauvaise qui sort. Faites- « lui une saignée, appliquez-lui des sangsues pour lui « faire partir le sang gâté. »

Le Vendéen du Bocage vous dira que tout cela est bon, parce que cela « fait sortir le vrin ».

La théorie de Broussais a ici de fervents adeptes !

Comme son compatriote le Breton, le Vendéen est un fidèle partisan de ces procédés thérapeutiques. Il

(1) Foll, *in* thèse doctorat. Bordeaux, 1890.

vous demandera le vésicatoire, qui, d'après lui, doit le sauver ; à défaut, il préférera mettre des cantharides pilées et grillées au feu, sur sa peau, plutôt que de s'en passer. Mais il faut que la révulsion soit énergique, que le vésicatoire « prenne », autrement le « vrin » ne sort pas.

Qu'est-ce donc exactement que le « vrin » dont parlent si souvent les gens du Bocage ?

Le « vrin », mot sans doute dérivé de venin, est le liquide séro-purulent du vésicatoire ; il renferme les humeurs du corps, la maladie en un mot. C'est aussi bien, le pus qui s'écoule d'un abcès, l'œdème des affections microbiennes, le pus des ulcères variqueux... Il y a du « vrin » partout, toute maladie qui se manifeste, par les signes classiques de l'inflammation, en contient.

A défaut de vésicatoires, un bon « saint-bois » est excellent. Le saint-bois est un petit vésicatoire dont on entretient la suppuration avec du garou (daphné paniculé). Il faut voir avec quel soin on met sur la plaie soigneusement entretenue sale, feuilles de bettes, de cognassier non lavées, graisse rance, beurre fétide, linge crasseux.

Il nous est arrivé de voir des bras dans un état lamentable, avec un abcès volumineux, une adénite axillaire douloureuse, et comme nous manifestions un étonnement indigné : « Ah ! m'sieu le méd'cin ! queu gran bien qu'o soi sorti, o t'aurais tué, min pauv'gâs ! » On met le saint-bois, pour tout et partout. Nous en avons vu employer pour la guérison des maux de dents rebelles, varices, anémie, etc.

Nous nous souvenons d'une jeune fille anémique, « déréglée », disait la mère, et qui portait un saint bois, pour se guérir, en réalité, d'une grossesse !

Mais il existe un remède populaire, spécifique de la

fluxion de poitrine, le voici dans sa savoureuse originalité :

Vous nourrissez un chien, pendant sept jours et sept nuits, uniquement avec des os. Au bout du septenaire, vous recueillez précieusement ses matières excrémentielles et vous les faites prendre dans un peu d'eau, au malade. La poudre peut se conserver!... Le malade, bien entendu, sait parfaitement quelle est la composition du breuvage, au moment où il l'absorbe ; mais il n'en est pas autrement dégoûté.

Quant à la saignée, elle a été très préconisée autrefois, mais compte peu d'adeptes aujourd'hui.

Brûlures. — Les uns préconisent l'eau glacée, les autres la graisse, le beurre, l'huile d'olive. On emploie, généralement, des applications de compresses imbibées d'une macération de buis commun (Bruxus sempervirens).

La râpure de pomme de terre, ou de pomme rainette, appliquée sur un cataplasme, est d'un usage fréquent. Il existe des spécialistes, empiriques, qui soignent les brûlures et les « conjurent ». Ils emploient peu de remèdes, et se contentent d'incantations secrètes.

Le principal geste consiste à souffler, en croix, sur le siège du mal, puis à dire des formules particulières.

Nous avons vu traiter des brûlures avec du vinaigre, de l'eau-de-vie, appliqués sur les parties lésées.

Cancer. —Pour le paysan, le cancer est un animal, une bête, qui vit dans le corps et se nourrit de la chair du malade. Mais cette idée-là ne se développe pas suffisamment, dans son cerveau, pour aller jusqu'à donner une forme extérieure à cet animal. Toutefois, ce dernier grandit peu à peu, dans l'organisme, occasionnant d'atroces douleurs ; parfois, il se montre à la surface de la peau, sous la forme d'une masse rougeâtre et saignante. L'imagination confuse du paysan crée ainsi un monstre, sorte d'animal apocalyptique qui dévore rapidement les organes.

Quelle est sa genèse ? On peut, par mégarde, avaler le cancer, en buvant de l'eau, dans une fontaine, en mangeant un fruit, en habitant près d'un cancéreux. Il peut entrer dans le corps, sans que l'on s'en aperçoive, mais sa présence ne tarde pas à être révélée.

Une fois dans le corps, il n'en sortira plus, la maladie étant fatale. Le cancer est un animal extrêmement vorace ; il mange continuellement la chair du malade. Lorsqu'il se manifeste à l'extérieur, par une plaie croûteuse et saignante, on peut calmer les douleurs du patient en « donnant à manger au cancer ».

Sur la plaie épithéliomateuse, on dispose des morceaux de viande fraîche afin que le cancer s'en nourrisse, au profit des chairs du malade.

Le cancer est incurable. Toutefois, une vieille bonne femme des environs de Mortagne-sur-Sèvre aurait le don de traiter le mal avec succès, surtout lorsqu'il siège au visage. Son traitement consiste en lavages de la plaie avec une solution spécialement préparée par elle, dont nous ignorons la composition.

Une autre, du Maine-et-Loire, croyons-nous, traite les cancers à tout âge, mais seulement lorsqu'ils n'atteignent pas trop profondément les muqueuses. Elle ne soigne que les cancers apparents. Un de nos clients, atteint de néoplasme de la paupière inférieure de l'œil gauche, va la consulter ; elle refuse de le soigner parce que ses remèdes ne pouvaient s'appliquer sur un organe aussi sensible que l'œil.

Son traitement consiste en pommades (onguent mercuriel ou arsenical) et en potions.

Elle chercherait à amener la mortification des cellules cancéreuses par un topique énergique.

Les résultats que nous avons vus sont assez intéressants, on constate simplement un tissu cicatriciel, analogue à une brûlure.

Mais s'agissait-il bien de néoplasmes réels, dans les cas que nous avons vus ?

Cheveux (hygiène des). — Pour prévenir la chute des cheveux et pour en entretenir la souplesse, quelques paysans du Bocage se frictionnent la tête avec un ou deux jaunes d'œufs frais. Les femmes lissent parfois leurs cheveux, avec un morceau de graisse de lard (une couenne). Chez les hommes, ces soins de propreté (?) ne se font que le dimanche.

Chute des côtes. — C'est une complication fréquente des bronchites et affections de l'appareil respiratoire. D'après une croyance populaire, très répandue au cours de ces maladies, les côtes inférieures de l'enfant peuvent « tomber » et le petit malade est irrémédiablement perdu, si on ne lui porte remède.

La toux serait le principal facteur de la chute des côtes.

Comme les médecins ne croient pas que les côtes tombent, il est nécessaire de recourir à des praticiens vulgaires, spécialisés pour ce genre d'affection.

Donc, au cours d'une bronchite, une vieille matrone, d'un air entendu, après avoir regardé l'enfant, a dit à la mère : « Dam ! ma pauv' p'tite, i cré que ton poupon les côtes li timbent ! »

L'hésitation a été courte. De suite, le petit malade, grelottant de fièvre, est amené au guérisseur, par tous les temps, de nuit ou de jour.

Nous ne savons à quelles manœuvres se livre ce dernier, sur le petit patient, mais nous avons pu nous rendre compte qu'elles étaient absolument inutiles, très douloureuses, souvent fatales.

Cette croyance à la chute des côtes peut s'expliquer

par la saillie accentuée de ces dernières, dans la position de l'enfant couché, saillie provoquée par l'augmentation de l'amplitude des mouvements respiratoires et par la maigreur du petit, résultant d'une maladie fébrile, parfois longue.

Chute de la luette. — La luette, également, peut tomber. Une toux opiniâtre en est la conséquence. Le meilleur remède est de la relever, ce qui est relativement facile, grâce à quelques manœuvres assez vigoureuses. L'opérateur introduit ses doigts, dans la bouche, et déprime fortement le voile du palais.

Cette croyance est assez répandue ; la guérison de l'affection nécessite un rebouteur spécialiste !

Chute de l'os du cœur. — Si bizarre qu'elle semble, cette affection existe, dans l'imagination de nos populations rurales. Le muscle cardiaque renfermerait un os, assez petit, que l'on sent très bien en mettant la main, au creux de l'estomac. Cet os est, en définitive, l'appendice xiphoïde du sternum. Les signes de déplacement de l'os du cœur sont caractérisés par de la gêne précordiale, une douleur, à la pression, à l'épigastre, etc..., tous signes pathognomoniques que l'on rencontre, chez les névropathes, en particulier, et dont la suggestibilité permet une guérison immédiate, après quelques remèdes, sur l'appendice xiphoïde.

Ce sont, évidemment, des rabouteurs spéciaux qui se chargent de cette intervention.

Constipation. — Les tisanes de graine de lin et autres infusions adoucissantes sont souvent employées contre la constipation. Quand les enfants en sont atteints, on a coutume d'introduire un morceau, un « couton » de bette, dans le rectum. Le « couton » de la bette est la partie blanche et comestible de la plante. Ce corps étranger susciterait les contractions intestinales.

Les lavements sont d'un usage courant, la vieille seringue en étain est seule employée.

Contusions. — On applique généralement sur la région douloureuse un cataplasme de feuilles d'ache vulgaire.

On n'oublie pas de faire prendre au blessé quelques tasses de tisane de myrthe (myrtus communis). Le gui, surtout le gui de chêne, à défaut celui d'aubépine, est recommandé. Si l'on a affaire à une plaie contuse, il est urgent d'uriner le plus tôt possible sur la plaie, si la région le permet ; dans le cas contraire, un ami complaisant peut rendre ce service. Certains prétendent même que l'urine de jeune fille vierge a des vertus magiques !

Parfois les paysans s'en tiennent aux bains de vapeurs médicamenteuses, lesquelles sont d'un emploi courant, pour un grand nombre de maladies.

Les plantes les plus employées à cet effet sont : la menthe poivrée ordinaire (mentha peperita), l'absinthe (arthemisea absinthium), la reine des prés (spirea ulmaria), la sauge des prés (salva pratensis), le thym (thymus vulgaris), le serpolet (thymus serpyllum), le foin mûr,avec toutes les variétés de plantes qui le constituent.

Ces bains sont généralement faits, sans méthode, et dans de mauvaises conditions.

Dans le traitement des contusions, on se sert généralement aussi de cataplasmes de son, ou d'avoine, contenus dans des poches de toile et disposés « loco dolenti ». Les sangsues sont aussi très en vogue ; peu importe le siège de leur application, pourvu que le sang sorte. Pour les faire « prendre », on les place dans un petit verre à liqueur et on recouvre de sucre l'endroit où elles doivent s'appliquer ; pour les faire « déprendre », on les saupoudre de sel pulvérisé, ou de tabac à priser.

Le sang est arrêté avec du tabac à priser, des racines d'orties pilées et, surtout, des toiles d'araignées choisies parmi les plus poussiéreuses, dans l'étable la plus ancienne et la plus malpropre.

Coqueluche. — La maladie est fréquente, les remèdes rares. On emploie assez souvent le lait de jument, en boissons. Parfois, on donne au petit malade un peu d'eau-de-vie pure, une infusion très forte de café, ou des tisanes, sucrées avec du miel. En règle générale, on se garde de faire examiner l'enfant par un médecin, ou on appelle ce dernier, au moment où se déclare une broncho-pneumonie.

Coryza. — Un moyen rapide de le guérir consiste à se badigeonner le nez, en se couchant, avec une chandelle de suif ordinaire.

Diarrhée et Coliques. — On donne des infusions de tilleul, de la liqueur de noix, de coings, de l'eau-de-vie. On met, sur le ventre, des cataplasmes variés. La menthe est souvent employée, dans le traitement de ces maladies. Les douleurs de l'appendicite portent le nom de coliques de sang ; elles sont justiciables des sangsues, ce qui est, il faut l'avouer, un excellent procédé thérapeutique.

Pour guérir les coliques des bestiaux, certains empiriques font, à petits pas, le tour de l'animal en prononçant des mots consacrés, touchent des endroits précis(?) et terminent en faisant un signe de croix, devant la tête.

Dents (Evolution des). — Lorsque la sortie des dents, chez l'enfant, est lente, ou douloureuse, on a coutume de placer une taupe, fraîchement tuée, coupée en deux, dans le sens longitudinal, de chaque côté de la mâchoire. La taupe blanche aurait plus de vertu que la noire. Un pansement souple maintient ce cataplasme d'un nouveau genre. L'effet ne tarde pas à se produire, mais il est nécessaire de répéter le traitement plusieurs fois. Les avulsions de dents sont la spécialité des forgerons ou des meuniers.

Diphtérie. — Depuis la découverte du sérum de Roux et ses excellents résultats, les paysans du Bocage laissent facilement pratiquer l'injection hypodermique.

Ils surmontent ainsi une répugnance marquée pour ce procédé thérapeutique. Nous avons entendu des mères s'écrier : « O m'sieu ! est'ou avec tielle grande « agueille que vou vlé piqué min p'tit? Dam! i veu « poué, y'aime meu le laissé mouri, plutôt que le faire « tant souffri ! »

Avec un peu de patience, on arrive toutefois à les convaincre. Il existe des guérisseurs de croup. L'an passé, nous avons soigné un jeune enfant atteint de diphtérie laryngée, qui guérit parfaitement, du reste, malgré deux récidives. Nous fûmes assez surpris, dans la suite, d'apprendre qu'un guérisseur de croup partageait notre succès en l'occurrence.

Ce rebouteur inconnu habitait, nous le sûmes plus tard, à 30 kilomètres au moins du malade. On était allé le chercher, à deux heures du matin, par un temps affreux, mais il n'avait pas voulu se déranger, prétextant « un gros catarrhe ».

Ces guérisseurs de croup emploient des remèdes dont la composition est secrète. Il a suffi, sans doute, de quelques cas de faux croup, soignés pour la diphtérie, et guéris, pour faire la renommée de ces spécialistes-là !

Eczéma. — Les lavages à l'eau-de-vie sont recommandés. On emploie également les infusions de mauve, de sureau. On recouvre la partie enflammée avec une feuille de cognassier (cydona vulgaris) enduite de graisse douce, c'est-à-dire non salée.

Les pommades les plus diverses sont d'un usage fréquent.

Le « fromaget », extrait du lait caillé, adoucit beaucoup l'inflammation de ces affections.

Erysipèle. — Le meilleur remède est le fil de taupe. Pour préparer ce remède, on traverse le corps d'une taupe vivante avec une aiguille munie de fil à coudre ordinaire. Le fil, teinté du sang de l'animal, est recueilli précieusement après séchage. Les tueurs de taupes, ou taupiers, se chargent de les procurer à bon marché. Pour empêcher l'inflammation streptococcique de se propager, pour empêcher le « vrin de monter », disent nos paysans, on limite le siège de son action, en nouant, autour de la plaie, à la partie supérieure, le fil ainsi préparé.

Quelques heures d'application suffisent, pour arrêter la marche d'un érysipèle.

D'autres préparations sont aussi efficaces; les plus célèbres sont celles à base de venin de serpents, de la vipère, si commune en notre région.

Généralement, le malade ne boit pas du venin; il se contente de placer, sous son oreiller, ou sous le membre malade, une tête de vipère tuée récemment, ou, à défaut, une tête desséchée. Nous avons pu causer longuement avec un chasseur de vipères de notre pays, qui réalise des bénéfices appréciables, en vendant la tête de ces reptiles, pour la préparation de remèdes secrets. En dehors de son métier de chasseur de serpents, il est garçon d'écurie, dans un gros bourg des environs. Il détruit quelques centaines de ces reptiles par an, qu'il vend assez cher. Il connaît les herbes secrètes et merveilleuses, et passe pour être un peu sorcier, d'autant qu'il circule quelques histoires, sur son compte.

Il a bien voulu nous confier son rite d'incantation,

que nous transcrivons, à titre documentaire, sans dissimuler notre scepticisme, à son égard.

Dans la saison propice, on cherche la vipère, dans les endroits secs et rocailleux, bien exposés au soleil et recouverts de broussailles. Lorsqu'on aperçoit un de ces reptiles, on se découvre, on croise les bras et on regarde fixement l'animal en prononçant les paroles suivantes : « Charmez! domine vobiscum! — Je vais « dans les sillons de votre abondance. Je vous conjure « au nom de Dieu ». Suit un « pater » et un « ave », également. On termine par un signe de croix.

Là n'est point tout le secret pour charmer les vipères. En suivant ce procédé, on peut fasciner le serpent, mais il faut bien se garder de le saisir.

Nous croyons avoir été mystifié par le chasseur de vipères; à deux reprises, nous lui avons fait répéter sa formule de conjuration, elle n'était pas identique. Il est probable que notre tueur de serpents, dans l'exercice de son métier, prononce quelques phrases qu'il tient à conserver secrètes, ou bien qu'il ne prononce aucune parole, s'en tient à une habileté de prestidigitateur, pour surprendre les dangereux reptiles, et ne simule son incantation que pour s'entourer de ce petit mystère indispensable à celui qui fait quelque chose sortant de l'ordinaire.

Mahomet, c'est le surnom que lui donnent les paysans, dédaigne les couleuvres, aspics et autres serpents : il chasse surtout les vipères communes du pays.

Il leur fait exécuter des tours curieux. En la belle saison, il n'est pas rare de le voir, assis au cabaret, tirer de ses poches quelques vipères et les exhiber, « impromptu », à la grande frayeur des assistants. Sur son ordre, le serpent ondule lentement et fait le tour d'une table ; il vient se mettre autour de son cou ou s'enrouler dans sa main. Il ne fut mordu qu'une seule fois, sans gravité du reste, étant pris de boisson, dit-il, et depuis, il ne va jamais à la chasse, quand il se sent gris, ce qui lui arrive parfois.

Avec les têtes des vipères, il se livre à la composition de remèdes étranges dont nous ignorons les propriétés thérapeutiques.

On nous a certifié qu'une personne mordue, par une vipère, guérissait, sur le coup, si elle mangeait aussitôt le cœur du reptile.

Quoi qu'il en soit, l'érysipèle et autres maladies infectieuses sont améliorés, même guéris, par des remèdes à base de venin de serpents.

Ceci n'enlève rien à l'efficacité du fil de taupe.

Eschares. — Pour éviter la production d'eschares, le « decubitus acutus », dans les maladies chroniques, qui obligent le patient à conserver la position couchée, on place sous le lit une terrine assez vaste, remplie à moitié d'eau, dans laquelle nage un gros crapaud. De temps en temps, on change l'eau, et l'animal y reste aussi longtemps que dure la maladie. Le crapaud attire le « vrin ».

Fièvre. — Nombreux sont les remèdes qui coupent la fièvre. Voici un procédé : on met, autour des poignets du malade, des compresses d'eau-de-vie, ou des linges, maintenant des escargots pilés.

Ou bien on avale le contenu d'un verre d'eau dans lequel on aura jeté une pièce de deux sous, rougie au feu.

On peut prendre également une infusion de centaurée (centaurium gentiana), ou d'écorce de bouleau (betula alba). L'absinthe, le café, l'épine-vinette (berberis vulgaris), l'écorce ou les feuilles de frêne (fraxinus communis), le houx (ilex aquifolium), le saule (salix alba) sont également employés en infusions.

Il est des fièvres qui ne sont nullement améliorées par les antithermiques usuels, et qui disparaissent, très vite, momentanément, par l'absorption de certaines préparations secrètes. Nous avons été à même de vérifier l'exactitude de cette assertion, thermomètre en main. C'est surtout chez les enfants que ces préparations populaires agissent, avec le plus d'efficacité; il nous a été impossible d'en avoir la composition.

La sudation est largement employée, dans notre bocage. Le paysan dort généralement entre deux « couettes », matelas de plumes très épais; deux ou trois couvertures lourdes, par là-dessus, suffisent pour faire transpirer abondamment le malade.

Ce mode de sudation est fort employé, dans la plupart des maladies fébriles.

Foulures. — On fait, généralement, asperger le membre lésé, avec de l'eau glacée, pendant un bon quart d'heure. On met ensuite des cataplasmes de graine de lin, ou de mousse commune. Si la foulure s'accompagne d'infiltration sanguine, on applique les sangsues.

S'il n'y a pas d'amélioration, on court chez le rebouteur.

Fractures. — Il en est de notre Bocage vendéen comme des autres pays de France. C'est un usage courant, dans les campagnes, d'avoir recours, en cas de fractures, de luxations, de foulures, d'entorses, de tours de reins, etc., au « rebouteur, rabouteur, radoubleur », en définitive à un empirique vulgaire, ignorant les moindres détails de l'ostéologie et de l'arthrologie, toutefois, faisant facilement étalage de connaissances anatomiques étranges, et, dans le cours de ses manœuvres de radoublage, joignant souvent à la violence une incohérence puissamment aidée par un état d'éthylisme remarquable.

Le radoubleur est toujours un paysan. Souvent ces connaissances lui ont été transmises, de père en fils.

Survient-il un accident, et vient-on le demander? Il quitte la charrue, ou le tas de fumier, en habits de travail, les mains sales, après avoir bu, avant toute manœuvre, un bon coup de vin, ou d'eau-de-vie.

Tout de suite, il voit ce que c'est. Les personnes qui ont conduit le blessé savent à quoi s'en tenir. Brutalement la réduction est faite. Souvent, il faut des aides vigoureux, qui ne craignent pas « d'avoir le cœur chaud ». Il vaut mieux souffrir et « épiéter » (supporter) le mal, un moment, plutôt que de recommencer plus tard. Souvent, il n'y a ni fracture, ni luxation, mais cela ne fait rien, il faut tirer quand même. Parfois une simple contusion est, de ce chef, transformée en fracture. Si quelques complications se manifestent, au cours des manœuvres, le radoubleur n'y est pour rien, ce n'est jamais de sa faute, c'était inévitable.

Inutile de dire que si pareille chose arrivait à un médecin diplômé, sa réputation serait vite faite.

Sur le siège de la fracture, on applique un solide appareil, constitué par des planches de bois blanc, maintenues par des cordes. Dans la suite, on ne s'occupe ni de l'œdème consécutif, ni de l'impotence temporaire, et le massage est rarement appliqué. Si on l'effectue, c'est dans des conditions défavorables. Le « radoubleur de membres » joint souvent à son habileté populaire des connaissances de médecine générale.

Un exemple entre cent :

B..., radoubleur voisin de notre localité, est célèbre. On vient le voir de loin, sa science est profonde, son autorité indiscutable. Il eut, au début, quelques petits ennuis avec Thémis, mais il était suffisamment intelligent pour éluder la difficulté. Il fit un séjour à Paris, il y resta 3 mois, et revint avec un diplôme de.... masseur!

Désormais, B... était tranquille; s'il plaît à de jeunes imbéciles de dépenser quelques vingtaines de mille francs pour leurs études et leurs diplômes médicaux, tant pis pour eux; lui, B..., voulait faire mieux, gagner plus, et sans frais.

Avouons qu'il y réussit pleinement; aujourd'hui, il occupe une fonction administrative recherchée, et pratique illégalement la médecine sous l'œil torve de Thémis. Ce n'est pas un radoubleur ordinaire, il pratique le magnétisme, et soigne toutes sortes de maladies. Nous connaissons des confrères qui lui adressent des malades!

La liste des radoubleurs seraitlongue. Ils sontlégion. Abrégeons, pour constater une fois de plus l'insondable profondeur de la bêtise humaine.

Un dernier exemple, toutefois, avant de terminer. Mme C...., étant atteinte du mal de Pott, va trouver B..., Ce dernier diagnostique immédiatement un tour de rein, déterminé par la foulure d'un nerf.

Il propose la réduction, qui est acceptée, séance tenante. Résultat : douleurs atroces et paraplégie immédiate.

Furoncles. — A l'abbaye de Follette, près de Pissotte (Vendée), on remarque, dans une vieille chapelle en ruines, une figure bizarrement sculptée, dans le granit du mur. C'est saint Fronclou, abréviation probable de saint Furonclou. Il suffit, pour se débarrasser d'un « clou », de frotter la partie malade, sur la face du Saint, et de donner une légère obole. Procédé peu flatteur pour lui, surtout lorsque le furoncle siège en certaines régions.

Saint Kiriou, en Bretagne, possède un don analogue. A défaut de tout autre remède, le paysan vendéen urine sur le mal, avec ténacité.

Hémorroïdes. — On emploie les onctions avec l'huile comestible, l'huile d'olive surtout.

Le meilleur procédé consiste en l'application d'une pommade composée de la façon suivante : on fait un mélange d'huile, de graisse, de beurre, avec de la poussière d'ardoise, et on triture plus ou moins le tout.

Les lavages à l'eau froide, ou chaude, ne sont presque pas employés.

Hémorrhagies. — Quand on peut mettre une toile d'araignée sur la plaie, c'est encore le meilleur remède. Les racines d'orties, l'amadou, l'eau froide salée, le tabac en poudre sont d'un usage courant.

Quand il s'agit d'une hémorrhagie utérine, ou intéressant des grands organes, on court immédiatement chercher le médecin. En attendant, certains mettent de l'eau glacée, sur le ventre, et, en désespoir de cause, les cataplasmes sinapisés aux membres inférieurs.

Hernies. — Il n'y a pas d'empirique local guérissant cette infirmité. Par contre, les empiriques voyageurs abondent. Les paysans atteints de hernie portent des bandages ordinaires, quelques-uns, par mesure d'économie, s'en confectionnent avec de vieux linges, appareils aussi peu ingénieux qu'utiles. La hernie est fréquente, dans notre région. Quelques-uns considèrent cette affection comme honteuse, surtout les jeunes gens quand elle siège, dans les parties sexuelles. Il en est qui refusent absolument de montrer leur infirmité au médecin ; nous nous souvenons d'un jeune homme de 18 ans, atteint de coliques atroces, refusant énergiquement de montrer son bas-ventre. Il soutenait n'avoir aucune difformité, aucune hernie. Le troisième jour, pris de doute, avec l'aide de ses camarades, nous pûmes l'examiner à fond et constater une hernie inguinale qui céda, très difficilement, à un taxis prolongé.

Dans ces conditions, il ne faut pas s'étonner, outre mesure, et l'on appelle le médecin, pour des hernies étranglées irréductibles, soignées par des cataplasmes, ou des bains de vapeurs de plantes aromatiques.

Hypothermie. — Dans le cas de collapsus, chez les noyés, les buveurs atteints de congestions « a frigore », lorsque la température du corps tend à s'abaisser et que les frictions, les bouillotes chaudes ne peuvent parvenir à ramener le malade au degré thermique normal, on avait coutume, jadis, d'enterrer jusqu'au cou le patient dans un tas de fumier, procédé bien rarement employé de nos jours.

Insomnie. — Pour combattre l'insomnie, la tisane de suc de laitue est parfois employée.

On prétend que la pomme rainette cuite, les pattes de poulets frites amènent également le sommeil.

Une coutume assez répandue consiste à prendre, en se couchant, un lait de poule, mélange de jaune d'œuf, de lait et de tisane.

Chez les jeunes enfants, l'usage se perpétue encore des infusions de pavots.

Ce sont les pavots du pays (papaver somniferum) qui sont employés; la dose varie, suivant les personnes qui administrent le remède.

Certaines nourrices, agacées sans doute par les cris des enfants, vont même jusqu'à leur donner de l'alcool, à n'importe quel âge.

Ivresse. — Si l'ivresse est fréquente, rares sont les remèdes. Le paysan vendéen aime le vin, et il en boit. Ce dernier provient souvent de plants américains très alcooliques. En règle générale, l'ivresse étant très commune chez les hommes et les femmes, on laisse l'ivrogne cuver tranquillement son vin. Ce n'est que lorsque l'alcool détermine, chez l'individu, des périodes d'excitation bruyantes et désordonnées que les voisins emploient les remèdes populaires. Ils consistent à jeter, sur l'ivrogne, des seaux d'eau très froide, sans souci de la congestion. Nous avons vu des malheureux se réveiller de la sorte avec des vêtements glacés, après des heures passées dans un fossé humide.

Du café, additionné de sel, est également employé contre l'ivresse.

Mais le remède qui dégoûterait le paysan du vin est malheureusement inconnu. Toutefois, on emploie, à titre préventif, un mélange de sang d'anguille de rivière et de vin.

L'alcoolisme se répand très vite dans nos campagnes.

Nous avons connu un individu qui nous assurait pouvoir boire un litre d'eau-de-vie en moins de 3 heures. Le fait était malheureusement vrai.

Les femmes imitent leurs maris ; bien plus, partant de ce principe absurde que le vin donne de la force, on fait prendre à de petits enfants des quantités très notables de vin et d'alcool. La tuberculose, conséquence fatale de cet état de choses, jointe à la malpropreté proverbiale des campagnes, et à l'absence d'inspection de la plupart des viandes, fait des progrès considérables dans le pays.

Méningites aiguës. — Le médecin ne guérit jamais cette maladie, les quelques cas de guérison observés n'étaient pas de vraies méningites.

Une bonne femme, habitant près de Cholet, à la Tessoualle, croyons-nous, a le don d'arrêter la maladie, dans son évolution fatale. La distance ne saurait tiédir l'aveugle confiance du paysan vendéen, au contraire.

Dans une bonne ferme du Bocage, on est allé quérir le docteur. Le cas est grave, le praticien soucieux. « Eh bé ! m'sieu le Docteur, qu'en pensé-ve? » interroge une femme. Le médecin avoue qu'il craint une méningite.

A ce mot de méningite, un gars est sorti, le cheval s'attelle, et, ventre à terre, on court chercher la guérissouse, car on sait que la méningite,traitée tardivement, ne guérit point, même quand c'est la guérisseuse qui soigne le malade.

Ses insuccès sont presque de règle; ils ne comptent pas ; il a suffi d'une erreur de diagnostic d'un confrère baptisant méningite un état fébrile,avec excitation des centres moteurs, parfaitement curable, pour faire la renommée de la bonne femme.

Son procédé thérapeutique est le suivant : sur le vertex de l'enfant, elle applique le corps d'un pigeon blanc, fraîchement tué et coupé en deux, de la tête à la queue. On peut laisser les plumes, elles ne gênent pas. Un mouchoir constitue le pansement. Ce, pendant que le sang de l'oiseau coule abondamment, sur le cou et le visage du patient.

A ce mode de traitement, se joignent, évidemment, quelques pratiques ou incantations secrètes, et l'absorption de quelques remèdes.

Parfois, la bonne vieille est fatiguée et se contente de donner un flacon aux personnes qui viennent la chercher. Il y a des concurrents : ceux-là rejettent le procédé et n'emploient que des herbes, cueillies à certaines heures du jour ou de la nuit, dans des circonstances très particulières, et dont le nom reste rigoureusement secret.

Si le traitement échoue, la personne qui soigne a toujours un moyen de sauvegarder sa renommée ; elle met cet insuccès sur le compte des vers.

L'enfant succombe, dans une convulsion de vers, et tout est dit.

Dans tous les cas, il est inutile de dire que les potions et les prescriptions du médecin traitant sont abandonnées ; on tolère toutefois sa présence, et on lui permet de revenir voir le malade; s'il guérit, on lui fait comprendre qu'il n'est pour rien, dans le résultat.

On ne se sert pas seulement du pigeon blanc, on traite, également, avec des cataplasmes chauds que l'on maintient sur le ventre. Dans leur composition entre de la graine de lin, de la « pétrole » (digitale). On place des escargots aux poignets, pour calmer la fièvre.

Voici l'ordonnance d'une femme, célèbre en le pays, pour ses connaissances en l'art de guérir les méningites. Elle n'a même pas besoin de voir le malade.

« Mettre l'herbe sur la tête pendant 24 heures, en-
« suite dans la terre. Mettre un tapcia entre les deux
« épaules, s'il y a des vomissements mettre un autre
« sur l'estomac... Mettre des cataplasmes de graine de
« lin sur le ventre et les changer d'heure en heure pen-
« dant plusieurs jours. Prendre des tisanes rafraîchis-
« santes, s'il brouille (1) faire bouillir de la racine de
« consoude, de la racine de rosiers auvage, des esper-
« ges (2), faire prendre trois tasses par jour. »

Nous avons conservé l'orthographe et la ponctuation.

Morsures. — Les morsures de serpents sont assez fréquentes. La cautérisation au fer rouge se pratique encore, mais l'usage de l'alcali volatil se vulgarise davantage.

Partant toujours de ce principe, que l'alcool, sous toutes ses formes, « fortifie le sang et chasse le vrin », le malade croit nécessaire d'absorber tout d'abord une notable quantité d'eau-de-vie, immédiatement après la piqûre.

Pour faire saigner la plaie, on pratique des scarifications, avec un couteau ordinaire. Le couteau du paysan vendéen lui est indispensable, et remplit plusieurs rôles, dans la plupart de ses occupations professionnelles. Une épine s'engage-t-elle dans son pied nu, le

(1) S'il rêve.
(2) Asperges.

couteau lui servira de pince à extraction ; un abcès, un furoncle, se perce de même. Le couteau se compose en général de plusieurs lames, une qui sert à couper le pain au repas, une seconde plus petite, en forme de serpette, est employée pour les travaux de jardin ; une scie accompagne également la série, qui se termine par une sorte de grosse lancette, une « flamme », laquelle sert à saigner le bétail, en cas d'urgence. C'est cette dernière que l'on emploie pour la chirurgie humaine et vétérinaire. Elle est généralement assez rouillée et septique.

Un autre procédé consiste à sucer la plaie venimeuse, avec force.

Pour faire saigner la morsure, on se sert encore d'épines de groseiller commun (ribes uva crispa). On utilise aussi les cataplasmes de molène et de bouillon blanc (verbascum Thapsus).

Les morsures de bêtes puantes, fouine, belette, putois, qui sont réputées dangereuses, sont traitées de même.

Pour empêcher un « chien gâté », c'est-à-dire un chien enragé, de vous mordre, il suffit de lui présenter un chapelet ou un scapulaire.

Muguet. — Affection fréquente dans le pays. Pour la conjurer, on se sert d'une amulette que nous décrirons plus loin. Certains essaient quelques timides lavages de la cavité buccale, avec de l'eau-de-vie ou de l'eau salée.

Maladies nerveuses. — Les manifestations de grandes névroses effraient beaucoup les paysans ; généralement, elles ne sont pas comprises. Leurs allures bruyantes, la guérison rapide des crises, leur soudaineté, tout contribue à donner à ces maladies un caractère spécial, Aussi, pour les habitants du Bocage vendéen, la plupart de ces maladies sont-elles le résultat d'un sort, d'un mal donné.

Ce ne sont pas des affections ordinaires : elles se manifestent sans le cortège habituel : fièvre, signes avant-coureurs, fatigue, etc... L'hystérie, notamment, déconcerte le bocain. Une personne atteinte de ces crises est, pour le paysan, en danger de mort ; aussi faut-il voir avec quelle rapidité et avec quelle insistance, il demande le médecin qui, sans doute, n'arrivera jamais que pour la trouver trépassée.

La crise terminée, le bocain reste songeur et fait part de ses réflexions à ses voisins. « Dam ! c'est des maladies bé drôles, tout de même ! »

Maladies bé drôles veut dire, au fond, maladies de sorciers.

Lorsque nous parlerons des sorts et des sorciers, nous aurons l'occasion de nous étendre davantage sur ce sujet.

Tous les paysans, à quelques rares exceptions près, croient au mauvais esprit, au diable. Le démon-bête est le corollaire du Dieu-homme. Le diable est malin et revêt toutes les formes ; il hante l'esprit des sorciers et des jeteurs de sorts.

La plupart des maladies nerveuses sont le résultat d'un sort jeté, ou de la « physique ».

Le jeune G..., âgé de 18 ans, est atteint subitement du mal comitial, avec crises aiguës, durant plusieurs heures, parfois plusieurs jours, au cours desquelles il se livre à des propos sans suite, à des actions insensées. C'est un sort, G... est fou, il faut le faire interner ; le médecin qui le soigne ne connaît pas sa maladie.

Des vieux chouans et de vieilles dévotes pensent entre eux : « il est possédé ».

Deux mois après, une amélioration se produit, puis la guérison s'effectue. C'était un sort que cette maladie ; elle devait durer aussi longtemps que le sorcier l'avait décidé. Une de nos fermières, Mme C..., reste cinq ans au lit, atteinte sans doute d'un ulcère de l'estomac à cicatrisation spontanée. Les médecins la jugent perdue. Au bout de cinq ans, elle se relève et, très vite, revient à son état de santé habituel.

C'était un sort.

X... vient nous trouver : « Son fils est ensorcelé, mais nous savons lire dans les livres, et nous le guérirons. » La servante du bonhomme a fait boire au fils du sang de ses règles, dans du vin, en guise de philtre d'amour. Hilda moderne de Vendée ! Le mariage, dans ces conditions, semblait inévitable, mais le vieux paysan avait foi en notre science ; il s'imaginait que nous pourrions guérir son fils de cette maladie d'un nouveau genre. Mais nous lui fîmes comprendre qu'il n'y avait rien à faire. Il se retira navré. Et il n'y avait bien rien à faire, il y avait belle lurette que le mariage était consommé « in partibus » et la servante enceinte.

Z..., une femme, vient à notre consultation. Etat névropathique très accentué. Nous l'interrogeons, elle finit par avouer que le curé est la cause de sa maladie. Elle raconte que, en confession, ce dernier l'a obligée, sous peine de l'enfer, à se conduire en parfaite épouse chrétienne et à être toujours prête à la maternité. Son mari est, malheureusement, malthusien convaincu. Triste dilemme, elle avait 32 ans et 8 enfants.

Sur des cerveaux semblables, les névroses se greffent facilement.

Beaucoup sont déterminées par un état religieux morbide, voisin du mysticisme.

L'alcoolisme favorise les autres.

Les remèdes sont rares, moins étranges que l'étiologie de ces cas morbides. La valériane, le houx en sont la base, parfois le pavot.

Au moment des crises d'hystérie, on inonde généralement le malade de vinaigre, ou d'eau bénite.

Le meilleur remède est encore de consulter une bonne dormeuse. Ses conseils, quels qu'ils soient, vaudront mieux que le bromure et les douches des médecins, et puis..... il y a Lourdes !

Névralgies. — On essaie d'abord les frictions à l'alcool, les sangsues, les mouches (vésicatoires), les cataplasmes de son ou de céréales. Si cette médication ne suffit pas, on cherche un endroit où les orties ordinaires poussent en abondance, et on s'y roule la région douloureuse.

Une amélioration notable en est la conséquence. Nous recommandons ce mode de révulsion aux personnes timorées ou simplement chatouilleuses.

Nez (Plaies du). — Un seul remède, mais étrange. Il consiste à enduire la partie douloureuse ou enflammée, avec de la fiente de poule, fraîchement recueillie, et à recouvrir d'un petit linge, en guise de pansement.

Odontalgies. — En règle générale, avant de se faire arracher une dent, on essaie tous les remèdes : eau froide, eau-de-vie, absinthe, encens, poivre, clou de girofle, etc...

Parfois, on fait conjurer la dent.

Nous avons assisté une fois à cette pratique. La jeune fille, qui souffrait beaucoup, se rendit chez le conjureur, un robuste forgeron. Celui-ci, les mains crasseuses et noires à l'excès, appliqua une grosse pointe sur la dent malade, puis saisit son marteau, et fit le simulacre d'enfoncer la pointe.

L'effroi produit amena, on le comprend, une cessation temporaire, peut-être même permanente, de la névralgie dentaire.

Tout le monde est un peu dentiste d'occasion, à la

campagne ; les meuniers auraient cette spécialité, et, pour quelques sous, avec une clef de Garengeot, dont la rouille et l'usure attestent l'âge vénérable, vous enlèvent avec vigueur la dent et... la mâchoire.

Le paysan du Bocage emporte toujours, serrée dans un mouchoir, la dent arrachée, par le médecin, ou l'empirique. Il ferait assurément des difficultés, si on lui demandait de la laisser. Un dicton populaire prétend, en effet, que si, par hasard, un chien mange une dent (ce qui est assez invraisemblable), la personne à laquelle elle a appartenu devient folle ou enragée. Le paysan n'ose pas demander les débris d'une dent brisée, au cours d'une avulsion. Il en souffre doublement.

Œdèmes. — La « pétrole », digitale pourprée, doigt de la vierge, gant de Notre-Dame, en définitive, la digitalis purpurea, est très active dans les « enflesses » ou œdèmes, soit en cataplasmes, soit en potion. En potion, on emploie la feuille, verte ou sèche ; on détermine la quantité de feuilles suffisante, en appliquant, sur elle, un verre à boire renversé, d'un volume moyen. On coupe ensuite, suivant la circonférence formée.

Les cataplasmes en renferment une quantité très variable. Comme diurétique, la queue de cerise, l'argentine, la perce-pierre, le capillaire, les stigmates de maïs, le chiendent courant, la pariétaire sont couramment employés.

Ophtalmies. — L'eau de vaisselle, de lavures, est souveraine, contre les ophtalmies des nouveau-nés et des enfants, en application, tiède, sur l'œil, matin et soir.

Les infusions de fleurs de sureau, de mauve, de roses et de camomille sont recommandées.

D'autres appliquent, sur l'œil malade un œuf fraîchement « pouné » (pondu) ; quelques-uns ne mettent sur l'appareil oculaire que le blanc de l'œuf.

Il en est enfin qui ajoutent, à la composition du vulnéraire, quelques gouttes d'une forte infusion de myrthe.

Les linges qui recouvrent l'œil sont, le plus souvent, d'une propreté plus que douteuse.

Pour guérir un orgelet, on applique, sur l'œil malade, un morceau de viande de veau, ou un cataplasme de mie de pain, ou de pommes de terre bouillies, délayées dans du lait.

L'extraction des corps étrangers de l'œil, affection fréquente chez les cultivateurs (épines, pointes de châtaignes, éclats de pierre, etc...), est pratiquée, par certains spécialistes, à l'aide d'une plume d'oie, taillée en biseau ; ceux-ci font basculer le corps étranger implanté dans la cornée. Certains ont une réelle adresse, qu'il faut reconnaître ; malheureusement, ils « opèrent » toujours dans des conditions de malpropreté excessive.

Des eaux de sources fameuses rendent la vue aux aveugles, l'eau de Lourdes, en particulier, est d'un emploi fréquent, mais qui tend à diminuer, les guérisons étant si rares, si rares... !

Otites catarrhales. — Les remèdes varient à l'infini, qui ont le don de calmer ces douleurs. Un des plus répandus consiste à introduire quelques gouttes d'huile de frêne, dans le conduit auditif externe. Cette huile s'obtient en faisant chauffer une branche de frêne vert et en recueillant la liqueur visqueuse, qui s'écoule par une des extrémités.

Sur les tuiles des toits, pousse une plante grasse, toujours verte, ressemblant un peu au fruit de l'artichaut, mais plus petite, et dont nous ignorons le nom scientifique (les paysans l'appellent l'herbe à la tonnerre). Préparée en infusion et versée dans le conduit, elle a le don de calmer également les otalgies.

Mais rien ne vaut le lait de femme. Quelques gouttes,

dans l'oreille, sont radicales. Le remède est populaire, et rares sont les nourrices qui n'ont pas donné du lait, dans cette intention.

D'autres mettent de l'huile, de la graisse, du beurre fondu, chaud, et tentent de timides et ridicules injections d'oreille, avec une toute petite seringue d'étain, à tout usage. Enfin on applique parfois des sangsues à la mastoïde, mais rarement, cette région, au dire des paysans, occupant une situation anatomique qui prédispose à de graves complications.

En désespoir de cause, quand tout n'y fait rien et que l'enfant hurle de plus belle, le père de famille lui pisse tranquillement dans l'oreille !

Phlegmons. — Le fil de taupe est encore employé, comme panacée universelle. On y ajoute quelques applications d'infusions émollientes. Souvent on applique les sangsues. Lorsque le paysan vient consulter le médecin, il est presque toujours urgent de débrider, et le malade, généralement, s'y oppose, « parce qu'il vaut mieux que le vrin sorte seul, plutôt que d'inciser ».

Piqûres. — Le fiel de bœuf, ou de porc, possède la propriété de faire sortir, spontanément, les corps étrangers, implantés dans le tissu cellulaire sous-cutané, les épines noires surtout. Chaque fois que l'on tue un porc, dans une ferme, on a grand soin de conserver intacte la vésicule biliaire. On la met généralement, en bonne place, dans la cheminée, à côté des andouilles et des cervelas. La bile desséchée s'emploie, sous forme de pommade, en application sur la région douloureuse.

Plaies. — Les mains étant sales, la désinfection des plaies s'obtient au moyen des solutions d'eau salée, vinaigrée, aromatisée d'eau-de-vie. On conserve également, dans ce but, la bulbe de lis, en macération dans l'alcool. C'est le lis blanc (lilium candidum), plante répandue dans les jardins, que l'on emploie en cataplasmes ou en pansement.

Le pansement humide est rarement employé. Après lavage avec les solutions habituelles, on recouvre la plaie de graisse douce (sans sel) et on applique une feuille de bette ordinaire, par-dessus.

Rage. — Cette terrible maladie a fait autrefois de nombreuses victimes, dans notre région ; de nos jours, on signale, très souvent, des cas d'hydrophobie canine. De tous temps, il s'est trouvé des guérisseurs de cette affection, comme pour toute maladie grave et bruyante.

Aujourd'hui, ils sont très rares, les cas d'hydrophobie humaine étant l'exception. Le paysan, du reste, n'hésite pas à suivre le traitement pasteurien antirabique.

La fin des malheureux enragés était effroyable. Lorsque la période d'excitation se manifestait et qu'il n'y avait plus de doute sur la nature du mal, on se saisissait brutalement du malade ; avec de solides cordages, on lui attachait les membres et le tronc, au pied d'un lit. On plaçait ensuite une ou deux couettes de plumes, sur le corps, et cinq ou six gaillards résolus s'asseyaient dessus, jusqu'à ce que le malade succombât, par asphyxie.

Rhumatismes. — Pour guérir les manifestations rhumatismales, les remèdes abondent. D'abord les frictions sèches, puis humides, avec l'alcool, l'essence de térébenthine. Ensuite, les sudations ordinaires et les bains de vapeurs aromatiques.

Les infusions de reine des prés et autres plantes, contenant des salicylates, sont de pratique courante, comme les cataplasmes de lin, d'avoine, de son, de blé.

Un procédé très répandu consiste à faire chauffer, au feu, plusieurs briques ordinaires, jusqu'à température élevée. On entoure le membre douloureux, avec des feuilles de choux rouges, et on dispose, sur elles, les briques chaudes. Bien des personnes m'ont assuré avoir été soulagées, par ce procédé.

D'autres font chauffer de la cendre du four, dans un sac, et y introduisent, si possible, la région malade. La sudation qui en résulte dure plusieurs heures.

Quelques-uns, enfin, se font introduire dans un four bien chaud et y restent, le plus longtemps possible, au risque de cuire ou de s'asphyxier.

En règle générale, pour les rhumatismes, comme pour les maladies chroniques, le médecin soulage bien, mais il ne guérit pas. Aussi le rhumatisant finit-il par accorder sa confiance au rebouteur en renommée, dans sa contrée, qui saura donner des remèdes actifs et au goût du malade.

Scrofulose. — Il faut bien se garder de faire cicatriser les plaies strumeuses des enfants. « Pour que le vrin sorte, il faut que ça apporte ! »

Il faut donc se méfier du médecin qui voudrait arrêter la suppuration. Il est préférable de mettre de la graisse douce, du beurre, du petit lait, sur les plaies, et de recouvrir d'un linge quelconque. La maladie doit guérir toute seule.

Seins (Maladies des).— Au moment de la montée du lait, autrefois, alors que la téterelle était inconnue, une personne de bonne volonté débarrassait la mère, par simple succion, du premier produit des glandes mammaires. On se servait également de pipes en terre, dont le foyer recouvrait le mamelon et dont l'extrémité du tuyau, introduite dans la bouche, permettait une succion assez énergique. Les soins de propreté élémentaire étant inconnus, les maladies infectieuses des seins n'étaient point rares.

Elles se produisaient avec d'autant plus de facilité que l'habillement et les obligations professionnelles des paysannes en favorisaient la manifestation.

Même de nos jours, il est permis au praticien de campagne de constater, au cours de ses visites, le mauvais état de propreté des seins.

Généralement, on ne consulte pas le médecin pour cela ; sans rechercher la cause, on se borne à en atténuer les effets, au moyen de cataplasmes de graine de lin, de farine, de son, d'amidon. Il y a de pauvres créatures qui souffrent ainsi, sans se plaindre, perdant peu à peu l'extrémité du mamelon et ne pouvant plus nourrir, dans la suite.

Le plus grand nombre de nourrices font de timides lavages à l'eau-de-vie, au petit lait, à l'eau de mauve ou de sureau.

L'enfant tète, en général, 14 à 16 mois, parfois plus. La fécondité fréquente des femmes vient naturellement mettre un terme à la lactation.

Pour sevrer l'enfant, on enduit l'extrémité du sein de vinaigre, dans le but de lui donner un sentiment de répulsion durable.

Pour arrêter la sécrétion glandulaire, on applique sur la poitrine des compresses de filasse humide. La filasse est obtenue, en broyant le lin.

Stérilité. — Les naissances sont nombreuses, dans le Bocage vendéen, mais les pratiques de Malthus s'insinuent, malheureusement, assez rapidement, dans les ménages. C'est là le résultat des années de caserne.

Sans entrer dans des détails, disons qu'il n'est pas rare de voir des femmes prendre chaque matin au réveil, une bonne infusion de rue (ruta graveolens). Puisque nous parlons de la stérilité et des questions sexuelles, disons quelques mots des pratiques du maraîchinage du Bocage.

Il diffère du maraîchinage de Challans, le pays classique, en ce sens qu'il est plus complet. Ceci demande quelques explications.

On ne se contente plus de maraîchiner, c'est-à-dire de pratiquer le baiser intrabuccal prolongé, sur le bord du chemin, à l'abri du parapluie traditionnel. On « miguaille », c'est-à-dire que l'on introduit la main par le trou du cotillon du jupon.

Fourr' ta main dans ma miguaillière
Tu verras tio p'tit merlaudia.

Le « merlaudia », diminutif de merle, est l'objet de recherches actives et prolongées ; le « merlaudia » trouvé, on ne l'abandonne pas vite.

Et de fil en aiguille, on file, en définitive, le parfait amour.

Gars et filles ne sont pas novices, en l'espèce, il y a bien résistance, de la part de la femme, mais elle s'abandonne quand même, après avoir recommandé de « faire attention ». — Faire attention, c'est éviter la grossesse, épouvantail des filles, et qui prime, à lui seul, toute retenue, pour motif de religion ou de morale. Ce n'est assurément pas une idée religieuse qui les empêcherait de commettre le péché de luxure, car c'est toujours le dimanche, après vêpres, ou les soirs de retraite, mission, alors que ces pieuses enfants de Marie sont saturées de prières, que le miguaillage se consomme.

La morale est à l'état tellement embryonnaire, chez ces jeunes gens, qu'elle ne saurait, la plupart du temps, s'opposer, d'une façon sérieuse, à cet acte. Du reste, c'est l'habitude du pays.

Tant qu'à ma mère, à dira rin,
A s'sôuvindrait d'son temps, voyez-vous ! »

dit la chanson.

Mais la grossesse, c'est le déshonneur complet, les amies d'hier, pas meilleures que les autres, seront les premières à mépriser la pauvre fille, et les garçons, une fois la bêtise faite, songent rarement à la réparer, par le mariage.

On comprend, dès lors, la puissance de ces mots : « faire attention ».

Sans entrer dans les détails, nous pouvons, en notre qualité de médecin, en donner la signification. L'acte sexuel est complet, à l'exception de la phase la plus importante qui s'effectue « extra muros ». Il y a quelque 20 ans, ces coutumes n'existaient pas. Les maraîchineurs se contentaient de baisers prolongés et de caresses réciproques. Cela se passait en commun, les jours de dimanches ou de fêtes, dans une grande salle d'auberge, au premier étage ou au grenier, dans une pièce, en tous les cas, où les maraîchineurs étaient seuls, sans étrangers. Garçons et filles étaient à cheval, sur un banc de bois, et, pendant des heures, restaient enlacés.

De nos jours, les couples s'isolent, recherchent l'ombre propice des champs, ou des buissons épais. La virginité est rare, passé 18 ans ; les filles-mères assez nombreuses ; le nombre de naissances ne correspond pas au nombre de délits. Il y a des fuites, tout comme au ministère de la Marine.

Tuberculose. — Il existe un remède bizarre, pour arrêter la toux des tuberculeux. On leur fait avaler, crues, les grosses limaces rouges que l'on rencontre en abondance, sur le bord des ruisseaux. Si l'estomac du malade se refuse à accepter ce peu ragoûtant régal, on les réduit en poudre fine que l'on mélange avec du lait, du bouillon, ou tout autre liquide.

Sur les conseils d'un rebouteur, curé dans les Deux-Sèvres, croyons-nous, certains phtisiques mangent du camphre ordinaire et se frictionnent fréquemment, avec de l'eau-de-vie camphrée.

Lorsque la maladie s'aggrave et que le tuberculeux ne trouve aucun soulagement, dans les remèdes ordonnés par tous les médecins des alentours, il se soigne généralement de lui-même, en faisant venir les élixirs fameux de la 4e page des quotidiens.

Ulcères variqueux. — Un principe indiscutable : il ne faut pas arrêter l'écoulement du « vrin » qui sort des ulcères variqueux. C'est un bien qu'il sorte, autrement il causerait les pires méfaits. Il vaut mieux entretenir la plaie avec du lait caillé, appliqué sur elle et maintenu par un pansement de propreté douteuse, et recouvert simplement d'une « talle de bette », feuille de bette commune.

Un remède énergique pour guérir un ulcère variqueux de la jambe est de mettre le saint-bois, au bras. C'est, en définitive, transporter le mal ailleurs.

Urines. — L'urine a plusieurs vertus médicales ; elle est employée à la désinfection des plaies, dans les contusions, maux d'oreilles, etc.

Certaines potions populaires en contiendraient. L'urine est bonne, dans le traitement des entorses ; il suffit d'y faire fondre une chandelle de suif et d'appliquer le tout, en cataplasme, autour de l'articulation.

Les enfants ont, parfois, la mauvaise habitude d'uriner au lit ; pour la leur faire perdre, on mélange, à leur soupe, de la poudre d'ossements humains, ramassés à minuit, dans un cimetière.

Le remède est assez répandu.

Vaginisme. — Mlle X... vient nous trouver. Elle a 26 ans et veut se marier, mais elle déclare n'être pas comme une autre femme. Elle confesse, toute confuse, « avoir essayé » à 14 ans. Elle dut arrêter ses évolutions amoureuses, car cela lui fit très mal. Depuis, elle a été très sage. A l'examen, organes normaux, hymen intact et douloureux, de consistance assez dure.

Elle nous demande de lui « couper ce nerf » qui s'oppose au passage d'une foule d'objets qu'elle a essayé d'introduire et dont l'énumération semblerait bizarre.

Léger état d'hystérie, mais peu prononcé.

Nous lui conseillons de se marier, sans crainte, en lui expliquant que son mari se chargera de l'opération chirurgicale qu'elle réclame.

Devant son insistance, nous lui proposons de réfléchir et de revenir, si elle se décide à se faire pratiquer une légère incision.

A l'examen, lors de la seconde visite, nous constatons une inflammation généralisée, aux petites lèvres et à la vulve. Elle confesse avoir essayé de se brûler le nerf, elle-même.

Pour ce faire, elle avait frotté ses organes avec une solution destinée à calmer les rages de dents. Ce remède à base de chloroforme, d'acide phénique et de gaïacol, mélangés avec d'autres produits que nous n'avons pu reconnaître, était très irritant.

La pauvre fille partait de ce principe : les remèdes qui guérissent le mal de dent brûlent le nerf de la dent, donc un remède semblable devait brûler « son nerf » !

Verrues. — On emploie assez peu les plantes, dans le traitement des verrues.

Certaines personnes ont le *don* de les faire disparaître, sans traitement. M. G... guérit les verrues, en demandant seulement l'âge, les noms et prénoms et la date de naissance. Les verrues tombent, à la suite de manœuvres occultes, mystérieuses, sans que le possesseur s'en aperçoive. M. G... n'a pas voulu nous confier son mode de traitement, nous assurant que, s'il le divulguait, il perdrait son pouvoir thérapeutique. Les résultats obtenus sont assez médiocres, ses petits enfants ont les mains couvertes de verrues.

C... ne traite que les verrues des bœufs, rarement

celles des personnes ; dans ce cas il demande une mèche des cheveux.

Pour guérir les « fis » des bœufs, affection fréquente et douloureuse, il prend quelques poils sur le dos de l'animal, se livre à des incantations spéciales et, dans l'espace de 15 à 20 jours, réussit toujours à les faire disparaître. Lui aussi perdrait son pouvoir, en dévoilant son mode de traitement.

Un autre remède consiste à trouver, sans la chercher, une grosse limace rouge, si abondante près des ruisseaux. On frotte la verrue avec le mollusque, puis on suspend ce dernier à une ficelle, dans un endroit aéré. Lorsque la limace est sèche, la verrue a disparu. Un procédé plus simple, à la portée de tous : il suffit, la nuit, de saisir au hasard, sur son chemin, un objet quelconque, de s'en frotter la verrue, sans la regarder, en prononçant certaines paroles.

Vers. — Presque toutes les maladies sont occasionnées par des vers intestinaux ; tous les enfants ont des vers. « Il faut se méfier des médecins qui ne croient pas aux vers. » Les grandes personnes ont aussi des vers ; « on les sent parfois qui vous pissent à la gorge » (*sic*).

Quand un enfant a des vers, le tour de la bouche et du nez deviennent blancs ; avant d'attendre les convulsions, on lui projette abondamment la fumée d'une pipe dans tous les orifices de la tête, pendant un bon quart d'heure. Si les vers ne descendent pas, on met, sur la tête, des macérations aqueuses de rue, d'absinthe, d'herbe aux vers (?) et autres plantes aromatiques.

Un collier d'ail, autour du cou, est de rigueur. Si les « vers ne descendent pas », on fait prendre à l'enfant de l'eau-de-vie pure, quand bien même il n'aurait que quelques semaines. Des tisanes variées, toutes à base de plantes odoriférantes, sont utilisées.

4

Si l'enfant a des convulsions, la scène change. Il se trouve, dans la société (tout le village est près du petit malade), une bonne vieille qui a vu « conjurer les vers » — car il y a des conjureurs de vers. Se souvenant des manœuvres du conjureur, elle se saisit de l'enfant, et, pendant des minutes, lui frotte vigoureusement la gorge et la région thoracique antérieure.

Nous avons vu des hématomes sérieux résulter de ces manœuvres, et nous ne doutons pas que ces tentatives puissent déterminer la mort.

Les mouvements se font de haut en bas, avec les doigts écartés, pressant fortement la trachée et le larynx. Un œdème assez intense en est la conséquence habituelle.

Il n'y a pas de procédés qui n'aient été tentés, dans ces cas-là, par les populations de nos campagnes.

Combien de fois, sur les conseils d'une vieille matrone, a-t-on cru insensé, ou erroné, le diagnostic du médecin, et, alors que l'enfant était atteint d'une bronchite aiguë, a-t-on déterminé la mort, par suite de ces manœuvres brutales ?

Il existe aussi des amulettes, pour les vers.

Nous allions oublier un procédé radical, pour guérir les convulsions des vers. Il nous fut confié par Mme P... Quand l'enfant est en pleine crise, on lui fait respirer les vapeurs qui se dégagent d'une plume de poule, ou d'oie, enflammée. Hippocrate faisait de même, pour les hystériques. Les remèdes ne changent pas, leur destination varie !

Vrin d'eau. — Le vrin d'eau est une maladie légèrement fébrile, caractérisée par une pyodermite peu étendue, avec des petits abcès, à bords noirâtres, anfractueux, à cicatrisation lente. Elle atteint les personnes qui séjournent longtemps, dans une eau marécageuse et froide, dans la boue des ruisseaux.

L'âge et le sexe n'ont pas d'influence sur le développement de la maladie.

Il suffit, dit le vulgaire, de passer sur une eau corrompue, sans même y toucher, pour contracter un vrin d'eau. C'est, en définitive, la manifestation banale d'une inflammation déterminée, par les microbes ordinaires des dermites infectieuses. L'extrême saleté du milieu, lors des travaux de la campagne, jointe à la malpropreté des personnes, en favorise l'éclosion.

Le traitement est nul, ou à peu près. Les abcès se ferment peu à peu, laissant une petite cicatrice longtemps apparente.

CHAPITRE III

Berceaux, « baillottes » et « virous ».

Avec les coutumes et les traditions, subsistent encore, dans la région pittoresque qui s'étend sur les flancs des Alpes vendéennes, les vestiges d'autrefois : costumes, meubles polis et usés par des générations nombreuses, vieux châteaux en ruines, que les lierres et les fougères enserrent, comme pour panser leurs crevasses profondes et masquer leur irréparable décrépitude. Aujourd'hui, cependant, ces restes du Passé tendent à disparaître de plus en plus.

Depuis quelques années, vieux meubles et vieux habits semblent démodés et désuets, aux yeux des paysans, chez lesquels un confort moderne, relatif évidemment, s'établit de plus en plus.

Des constructions récentes s'élèvent maintenant, dans les fermes, plus propres, plus hygiéniques, sans doute, mais qui n'ont plus le charme pittoresque des antiques demeures, avec leurs portes larges et basses, surmontées de l'écusson du seigneur de l'endroit, leurs grandes fenêtres en forme de croix, très hautes, aux vitres multiples, leur toit monumental, bizarrement contourné, avec ses tuiles rouges, recouvertes de fines mousses dorées.

Ce ne sont plus les humbles masures, au toit de chaume, blotties dans la feuillée des châtaigniers, qui donnaient au paysage une impression de douceur étrange, quand la fumée de l'âtre montait droite vers le ciel bleu, à l'heure où le soir va mourir.

Disparus encore, les lits à baldaquin, les « lits à quenouille » (1) plutôt; les vieux bahuts en cerisier ou en poirier, aux fiches d'acier reluisantes, orgueil de la fermière; disparus aussi, les vieux dressoirs supportant les assiettes antiques, bien alignées les unes à la suite des autres, avec leurs figurines naïves aux couleurs éclatantes!

Où sont les « plats à barbe » des siècles passés, avec la devise « je raze bien » au fond de l'assiette, et les sacs à argent, contenant les écus du roi et qui se fixaient à l'arrière de la selle du voyageur? Que sont devenues les vieilles bottes gigantesques que tout écuyer portait à cette époque, dans ses excursions, et que l'on mettait sur les autres chaussures déjà suffisamment grossières, pourtant?

Vendus ou détruits, les vieux coffres de chêne, bizarrement sculptés, les hautes boîtes protégeant l'horloge, les « cabinets » (2) antiques aux ferrures artistement contournées et les « presses » ou armoires aux portes massives et monumentales!

Partis, les tourne-broches aux dimensions énormes, avec la puissante machine qui les faisait tourner; éteinte à jamais, la ioube, qui éclairait si mal, de sa lumière fumeuse et pétillante, l'âtre où le cri-cri (3) égrène sa chanson!

Mutilées ou brûlées, les charpentes ogivales, sculptées en plein bois, travail robúste et précieux d'obscurs ouvriers, vassaux du seigneur!

---

(1) Les lits à quenouille sont les plus anciens du Bocage, nous en donnons plus loin la description.

(2) Les « cabinets » sont des meubles moins larges que les armoires, avec une porte supérieure et une inférieure, séparées par des tiroirs.

(3) Nom populaire du grillon commun.

Emportés par le collectionneur rapace, les vieux fusils à pierre des chouans de 1793, les écus, les liards et les louis à lunettes !

Seul, le nid du nouveau-né, les premiers meubles qui soutiennent ses pas chancelants, tout l'attirail des mille et un riens nécessaires à sa précieuse existence, n'ont guère subi de modifications, dans leurs caractères essentiels.

Et pourtant, nombreuses sont les générations qui se sont succédé et ont utilisé ces berceaux et ces appareils, dans ce pays où les familles ont toujours été nombreuses.

La mère vient à peine de remiser au grenier le berceau du dernier-né, et déjà l'aînée de ses filles le réclame pour sa délivrance prochaine.

Il passe ainsi de génération en génération et on ne compte plus le nombre des enfants qui s'y sont endormis, bercés doucement par une mère attentive.

Dans ce chapitre, nous nous proposons d'indiquer les caractéristiques des principaux appareils qui sont utilisés pour élever les enfants : berceaux, « baillottes », « charrettes », « virous », biberons, jouets. Ce faisant, nous dirons deux mots de l'habillement en général, et, suivant notre coutume, reproduisons quelques couplets destinés à favoriser le sommeil des bébés.

Les berceaux. — Le plus répandu de nos jours est le vulgaire berceau d'osier, de forme habituelle, assez profond, pourvu d'une sorte de capote, en osier également, à l'une de ses extrémités.

Cette dernière partie, recouverte de draperies de coton et pourvue de deux petits rideaux, est destinée à protéger l'enfant du froid et de la lumière. Le berceau repose sur un bâti de bois rectangulaire, formant quatre pieds, réunis, deux par deux, dans le sens du plus petit côté, au moyen d'une planche taillée en ovale.

Ce dispositif permet un balancement régulier.

Quelques berceaux n'ont pas de planche ovale et leurs quatre pieds reposent directement sur le sol. Le balancement est moins souple et plus saccadé.

Les pieds du berceau ont une certaine hauteur, de soixante-quinze à quatre-vingts centimètres; avec les objets de literie qui en garnissent le fond, l'enfant est à plus d'un mètre du sol, ce qui explique qu'en cas de chute (heurt, balancement violent, capotage) le petit peut, en tombant, se faire des blessures assez sérieuses. Le balancement est facile, soit à la main, soit au pied.

La nuit, quand l'enfant se réveille, la mère peut bercer le bébé, au moyen d'une ficelle attachée au berceau, et dont l'autre extrémité reste dans sa main.

Ce modèle est très commun de nos jours. Toutefois, certaines mères de famille préfèrent acheter une voiture d'enfant qui sert à deux fins : véhicule, pour la promenade, et berceau, pour les heures de repos. On berce dans ce cas en roulant légèrement la voiture en avant et en arrière. Mais voici quelques modèles de berceaux plus anciens.

Le berceau, proprement dit, est constitué par une caisse de chêne, ayant un mètre vingt de longueur, sur quarante-cinq centimètres de largeur et quarante-cinq centimètres, environ, de profondeur.

C'est, en définitive, un petit cercueil sans couvercle. Les planches qui forment la caisse sont clouées entre elles assez soigneusement, mais sans recherche. Elles ne présentent ni sculpture, ni peinture, aucun ornement. Le bois est épais et solide, le tout très robuste.

Le berceau forme, à « la tête » et « aux pieds » (1), un

(1) Nous appelons tête d'un lit ou d'un berceau le côté qui correspond à la tête de la personne qui s'y couche, et pieds, le côté opposé. Ne pas confondre les pieds qui supportent un berceau avec les pieds du corps du berceau proprement dit.

demi-losange. C'est-à-dire que la planche qui constitue les deux petits côtés est terminée, à sa partie supérieure, par un triangle isocèle.

Le dessous ne présente rien de particulier.

Il n'y a pas, dans ce modèle, de dispositions pour couvrir ou protéger la tête de l'enfant.

Le système de balancement est assez curieux.

A la tête et aux pieds du berceau, s'attache une corde, exactement à l'angle droit formé par les planches des différents côtés. Cette corde passe sur une traverse de bois et va s'attacher, de l'autre côté, à un point symétrique du premier. La corde forme donc, en avant et en arrière du berceau, un triangle isocèle dont la base est soit les pieds, soit la tête du meuble et le sommet la perche qui suspend le tout.

Cette traverse de chêne, sur laquelle passe la corde, est taillée en rond. A chacune de ses extrémités, elle repose sur une pièce de bois plus forte, qui forme une verticale et est pourvue de pieds, réunis ensemble par un bâti de bois reposant sur le plancher.

On conçoit que le balancement d'un pareil berceau soit facile, silencieux, et exempt de dangers. Le berceau a sensiblement la même hauteur que celui que nous avons décrit précédemment.

Il semble que ce modèle soit très ancien. Le bois de ceux que nous avons pu examiner était véreux, poli par l'usage et noirci par la fumée; il appartenait, depuis longtemps, à la même famille, qui n'en avait jamais employé d'autres. Il existe une variante de ce modèle.

Le berceau proprement dit, la caisse, si on veut, n'a pas de cordes, mais au milieu de la planche formant la tête et les pieds, est placée une ferrure ou une pièce de menuiserie qui permet la rotation du berceau sur le bâti suspenseur. C'est une sorte de tige cylindrique qui repose sur une encoche, taillée en demi-cercle, dans la traverse supérieure du bâti.

Dans ce cas, le balancement est facile, mais le capotage à craindre.

Quand on berce avec ces meubles, les articulations, qu'on ne graisse jamais, font entendre un bruit régulier et monotone qui favoriserait le sommeil, au dire des mamans du pays.

Mais arrivons aux berceaux plus curieux, plus anciens, extrêmement rares aujourd'hui, aux « berceaux à virole ».

Pour en comprendre le mécanisme, il est nécessaire de donner quelques explications.

Autrefois, dans le Bocage Vendéen, il n'y avait, dans les fermes et les châteaux, que des « lits à quenouille »; le lit « à bateaux » est plus moderne. Le « lit à quenouille » ressemble au lit flamand du xve siècle, dont il emprunte les principaux caractères.

Il est haut, assez large; des quatre angles droits qui forment le bâti du lit proprement dit, montent quatre traverses de bois, rondes ou polygonales. Ces traverses, ces « quenouilles » si on veut, supportent un baldaquin bas, orné de grandes franges de cretonne, qui recouvre tout le lit. Aux quatre coins, sont disposés de petits rideaux qui permettent de fermer hermétiquement le tout.

Les rideaux pliés sont serrés, autour de chaque « quenouille », par une embrasse d'étoffe. Le ciel du lit est tendu de cretonne également.

Parfois le ciel n'existe pas, c'est le toit de la pièce qui en fait l'office.

Pour monter dans ces lits, très hauts, il était indispensable de se servir d'une chaise.

Le « berceau à virole » est formé d'une caisse en bois, rectangulaire, absolument analogue à celle du berceau précédemment décrit.

A la partie supérieure et médiane de la planche qui constitue la tête du berceau, à la partie supérieure et médiane de celle qui forme les pieds, est fixée une solide cheville de fer formant crochet.

Aux deux « quenouilles » des pieds du lit se trouvent placées, à une hauteur convenable, deux boucles de fer.

Dans ces boucles, viennent s'encastrer les chevilles du « berceau à virole ».

On conçoit facilement la position qu'occupe ce dernier, par rapport au lit : il se meut d'avant en arrière, entre les deux piliers du baldaquin.

Cela donne l'impression d'un petit canot arrimé aux flancs d'une barque.

Une simple ficelle suffit à déterminer le balancement que la mère peut exécuter, en restant couchée dans le lit.

De plus, l'enfant se trouve à proximité de la nourrice, pour les soins de la nuit.

Bercer ainsi s'appelait « berçoller ».

Mais il était à craindre qu'un capotage violent ne vînt arracher le poupon aux douceurs du sommeil et, étant donnée la hauteur du berceau, ne déterminât une chute grave.

Pour remédier à cet inconvénient, l'enfant *était lacé dans son berceau.*

De chaque côté du berceau, étaient percés des trous, dans lesquels on faisait passer une corde solide, à la manière d'un lacet de chaussure, qui maintenait l'enfant et les objets de literie.

Dans la journée une ficelle suffisamment longue permettait de bercer le petit d'un bout de la chambre à l'autre.

La même personne pouvait bercer plusieurs enfants. Au Remey de Saint-André, Deux-Sèvres, le même grand-père berçait un bébé couché dans la pièce, un autre endormi dans la chambre voisine et un troisième reposant dans la mansarde supérieure. Pour permettre d'effectuer ce travail, dans ce dernier cas, on avait pratiqué un trou, une « chatounère », dans le plancher.

Voici d'autres modèles de berceaux, bien plus modernes. Le berceau est constitué par un lit absolument analogue aux lits des grandes personnes, c'est une miniature, une réduction de lit.

Le balancement s'obtient en plaçant le berceau sur un bâti spécial, ou bien en mettant une planche taillée en ovale, entre les pieds, en avant et en arrière. On trouve encore, dans le Bocage, des berceaux en fer, de forme ordinaire, plus récents, qui viennent de la ville, ou sont fabriqués par le forgeron de l'endroit ; ils ne présentent aucun intérêt.

« *Baillottes* », « *Charrettes* » *et* « *Virous* ».— Lorsque l'enfant grandit et se développe, le berceau n'est plus suffisant pour donner à son jeune organisme la plénitude de ses mouvements.

C'est alors que la mère emploie différents appareils, destinés à maintenir le petit dans la position droite. Le plus commun, dans le bocage de la Vendée, est la « baillotte ».

Dans la journée, en dehors des heures de sommeil et des tétées, on place l'enfant dans cet appareil, qui le préserve de toute chute possible et permet à la nourrice de vaquer un peu à ses occupations professionnelles.

Le petit est toujours « emmaillotté », c'est-à-dire pourvu de l'habillement dont nous donnons les détails dans la suite.

La « baillotte » est, d'une façon générale, un appareil en forme de cylindre, une grande boîte, assez haute, ouverte à sa partie supérieure. La base est constituée par un bloc de bois lourd et épais, assez large pour assurer une parfaite stabilité. En définitive, la « baillotte » est formée de deux parties : un corps, plus ou moins cylindrique ou polygonal, de hauteur sensiblement égale à la taille de l'enfant (par un rembourrage quelconque on peut remédier aux défauts de dimensions exactes) et un pied, c'est-à-dire un dispositif pour empêcher le tout, « baillotte » et enfant, de renverser.

Un bloc de bois, deux planches épaisses clouées en forme de croix de Saint-André, débordant largement la base de la boîte, suffisent pour assurer la stabilité.

Le corps de la « baillotte » se présente sous plusieurs aspects.

Le plus souvent il est constitué par un assemblage de planches clouées sur une base et formant un tout polygonal. Sur la partie supérieure s'appuient les aisselles de l'enfant. Parfois, le corps de la « baillotte » est formé de cercles espacés les uns des autres, comme une claire-voie, en fer ou en bois.

Enfin, on rencontre des « baillottes » qui sont faites de paille tressée. Ce sont des cordons de paille, de la dimension d'une pièce de 10 centimes, maintenus par des lames d'osier et enroulés les uns sur les autres, de façon à former un cylindre. Ces cordons de paille sont assujettis par d'autres lames d'osier. Le tout présente un aspect résistant et robuste.

On rencontre encore quelques vieilles « baillottes » qui sont constituées par un tronc d'arbre, évidé à l'intérieur. Ce modèle est assurément le plus primitif, et son origine doit remonter à la plus haute antiquité.

Ces « baillottes » ne sont jamais nettoyées; aucun ornement ne les décore.

Sur le rebord supérieur, est fixée une petite boîte contenant des vieux boutons, des cailloux, des pièces de monnaie, objets destinés à distraire l'enfant.

Bientôt le bébé va essayer ses premiers pas indécis et trébuchants. Pour le soutenir, les « charrettes » et les « virous » vont entrer en scène.

Une « charrette » est constituée par un cercle de bois dur, destiné à supporter les aisselles d'un enfant. C'est la partie supérieure. La base est un assemblage de pièces de bois, formant un carré et munie de 4 roulettes, à axe mobile, ou de 4 petites roues. Le carré de base et le cercle supérieur sont unis par quatre tiges de fer coudées, aboutissant aux angles droits du parallélogramme, et chacune à 90 degrés du cercle. Le diamètre interne de la circonférence est un peu plus grand que le périmètre thoracique de l'enfant.

La partie supérieure s'ouvre au moyen d'une charnière, pour permettre le passage du petit. Elle se ferme au moyen d'une cheville de bois que les bébés enlèvent, d'ailleurs, assez facilement, aux prix de chutes, accompagnées de cris prolongés.

La hauteur de l'appareil est sensiblement égale à la taille de l'enfant, prise des pieds aux aisselles.

Le tout roule et peut se mouvoir dans tous les sens, si le carré de base est muni de roulettes à pivots, analogues à celles des fauteuils ordinaires.

Le plus souvent, dans nos campagnes, ces roues sont taillées dans un morceau de bois; elles sont pleines et se meuvent dans une petite fusée faisant partie du bâti ; elles sont fixées par une clavette, en bois également. La charrette ne peut alors se mouvoir qu'en avant ou en arrière, elle ne peut pas se « braquer » à gauche ou à droite.

Cela fait le désespoir des petits, qui sont souvent arrêtés, dans leur course, par le pied d'une table ou d'un meuble quelconque et qui témoignent, par des pleurs et des cris, de la vive contrariété qu'ils éprouvent.

Pour mouvoir la « charrette », l'enfant s'arc-boute sur le cercle supérieur, pousse en avant, de ses petites jambes, l'appareil, qui se déplace, sans crainte de chute pour le conducteur.

Le tout est établi de façon robuste, bien que rustique ; à la longue, les roues de bois restent vaguement rondes; les chevilles qui les maintiennent se brisent ou se perdent, la roue sort du moyeu, mais quand même, ca-hin ca-ha et à grand bruit, le bébé continue à traîner sa « charrette ».

Cet appareil est plus moderne, croyons-nous, que le « virou ». Le « virou » ! c'est-à-dire quelque chose qui vire, qui tourne, comme on dit virer, tourvirer et même tournevirer. Et il tournevire, quelquefois, d'une façon endiablée, le « virou », quand un jeune gosse vigoureux en met sérieusement... « de l'avance! »

Il tourne en avant, il tourne en arrière, il tourne toujours à rendre jaloux les moulins de Don Quichotte ! Oh ! la mine effarée que ferait une gracieuse maman parisienne devant un jeune enfant poussant la charge dans un virou !

Imaginez une perche de châtaignier, dont la base, taillée en cône, repose sur un cul de bouteille, encastré dans la terre qui forme le plancher de la chambre. La partie supérieure est maintenue, contre une poutre du plafond, par une lanière de cuir qui l'entoure en lui laissant suffisamment de jeu pour pouvoir tourner. On conçoit que, sans avoir la douceur des roulements à billes de nos autos modernes, la perche peut facilement tourner, suivant son axe vertical.

A trente centimètres du pied de la perche, des trous de trois en trois centimètres, sur une hauteur de vingt-cinq centimètres environ.

Un cercle de bois épais, un peu supérieur au diamètre thoracique de l'enfant, est relié à la perche de châtaignier, il peut s'ouvrir, comme celui de la « charrette », et fermer de même.

Cet assemblage est constitué par une pièce de bois, qui unit le cercle à la perche, en établissant sur cette dernière une glissière, qui permet de le monter ou de le descendre, suivant la taille de l'enfant.

Une grosse cheville de bois maintient le tout dans la position désirée.

Ainsi que dans la « charrette », l'enfant est pris par

le cercle de bois qui lui entoure la poitrine », le soutient par les aisselles, en le maintenant dans la position de la station droite.

Les jambes sont absolument libres et pour peu qu'elles se meuvent en avant ou en arrière, tout le système tourne avec l'enfant, autour de la perche.

Les pieds reposent constamment sur le sol ; il est impossible que le petit puisse tomber, à moins que la cheville qui maintient le cercle fermé ne vienne à sortir de son trou.

Pour suivre le mouvement du « virou » qui l'entraîne, le bébé est obligé de mouvoir ses membres inférieurs : il apprend ainsi à marcher.

Sur le cercle de bois est placée une petite boîte qui contient quelques joujoux.

Le « virou » tend de plus en plus à disparaître de nos campagnes. Il y a encore un autre appareil qui permet à l'enfant d'apprendre à marcher, sans crainte de chute.

On ne peut mieux le comparer qu'à un banc de bois dont on aurait enlevé la planche sur laquelle on s'assied.

Dans ces conditions, il ne reste que le bâti, c'est-à-dire un rectangle et quatre pieds.

Dans ce rectangle se meut, jouant dans une glissière, une planche.

Elle est formée de deux parties symétriques, en demi-cercles. En se joignant elles forment une circonférence qui soutient les aisselles de l'enfant.

Le tout se déplace, en avant ou en arrière.

Enfin, on peut voir encore, dans le Bocage, des mères de famille aider et soutenir les premiers pas de leurs jeunes enfants, au moyen de petits corsets, maintenant la poitrine du bébé et pourvus d'une bretelle solide qui permet de soulever le petit, pour éviter les chutes.

La mère tient l'enfant par cette bretelle, celui-ci se déplace devant elle.

Biberons. — La plupart des paysannes, femmes généralement robustes, nourrissent leurs enfants au sein.

Toutefois un grand nombre d'enfants sont élevés au biberon. Le modèle le plus répandu est le biberon à tube de verre et de caoutchouc, très commun, malgré les proscriptions du corps médical.

Le plus souvent, en effet, le biberon est « nettoyé » avec une eau plus ou moins sale et septique, quand ce n'est pas de l'eau de vaisselle.

On néglige de nettoyer le tube de verre et de caoutchouc, à l'intérieur desquels se développe bientôt une riche flore microbienne.

On met également le lait destiné aux tétées de l'enfant dans un petit pot, en fer blanc étamé, ressemblant à une petite cafetière.

Il est constitué par un corps cylindro-conique de huit à dix centimètres de hauteur. Le diamètre de la circonférence de base est de six à huit centimètres, et celui de la circonférence inférieure, de quatre à cinq centimètres.

A ce corps est soudé un tube cylindrique qui sert à verser le liquide.

Le tout, par un usage quotidien, perd, plus ou moins vite, l'étain qui recouvre le fer blanc, lequel, alors, rouille et se creuse, en anfractuosités difficiles à nettoyer.

Le pot n'a pas de couvercle.

Pour faire téter l'enfant, on adapte une téterelle en caoutchouc au tube verseur ; la nourrice approche le tout, empli de lait, des lèvres de l'enfant, en soutenant le bébé de son bras libre.

Voici un modèle plus ancien et plus rare.

C'est un biberon en étain, ayant la forme d'une

calebasse, d'une de ces citrouilles qui, en séchant, forment des bouteilles, des « gourdes » en Vendée, des « cois » en Charente.

La base est une boule un peu aplatie, surmontée d'un col qui diminue de plus en plus de diamètre, au fur et à mesure qu'il s'allonge. A la partie supérieure, se trouve un bouchon, en étain également, qui se visse sur le biberon, et est percé d'un trou par lequel passe un tube de caoutchouc qui plonge dans l'appareil.

De nos jours, on adapte simplement une téterelle en caoutchouc au goulot du biberon.

Ce modèle est dangereux et extrêmement malpropre. Le lait que renferment ces biberons est découpé avec moitié d'eau bouillie, dans de petits pots sales, placés devant le feu, le plus souvent sans couvercle. On conçoit que, dans ces conditions hygiéniques, la gastro-entérite fasse quelques victimes parmi les nouveau-nés.

On nous a assuré, mais nous n'en avons pu faire la preuve, que, jadis, des mères de famille employaient les calebasses, dont nous parlions tout à l'heure, en guise de biberons.

Habillements. Jouets. — Dès que l'enfant naît on « emmaillotte ».

Voici la composition des vêtements :

D'abord une chemise, puis un petit gilet de laine tricotée, une brassière de coton, un bonnet.

Tous ces vêtements sont relevés jusqu'au-dessus du nombril afin d'éviter les souillures.

On place ensuite l'enfant dans des « drapeaux », c'est-à-dire dans des langes, et dans une sorte d'oreiller de plume que l'on maintient serré, autour de son corps, par des épingles.

Par-dessus tout cela, on met, le plus souvent, une étoffe de laine, de couleur foncée.

Les bras de l'enfant sont, évidemment, libres.

Lorsque le petit devient plus âgé, on lui donne des souliers de cuir, ou des sabots de bois, maintenus par une lanière de cuir, autour de la cheville. On le « démaillotte » et on l'« enrobe ».

Les jouets sont rares, ce sont des cailloux, des boutons, des poupées de caoutchouc ou de carton, articles que vendent les bazars ambulants des foires.

Au reste, l'enfant est surtout habitué à manger, et, dès qu'il est dans son « virou » ou dans sa « charrette », il dédaigne les joujoux et hurle, pour avoir une tartine, une « graissette ».

Berceuses du Bocage. — Tous les enfants, dans le Bocage, sont élevés avec une sollicitude remarquable. Voici quelques refrains que chantent les mères, en berçant leur bébé.

Dormi, dormette,
Passez donc chez nous !
Vous y ferez dormi
Les petits, les grands (bis)
Les petits enfants.

Ou bien :

C'est la p'tit' poul'grise,
Qui court dans la r'mise,
A pondra un petit coco
Pour Jeanuett'qui fera dodo

REFRAIN

Do, do, l'enfant do ⎫
L'enfant dormira tantôt ⎭ *bis*

Un autre refrain :

Fais dodo, Cola, petit frère,
Fais dodo, t'auras du gâteau .

Quand l'enfant commence à rire ou à s'amuser :

Quand le roi vat à la chasse,
Il attrape des bégasses,
Il en tue, il en fricasse,

Il en donne à ses voisins,
Et le reste est pour son chien.
Beur lin, Beur lin, Beur lin, pst !

En chantant le dernier vers, on fait risette au petit, ou bien on fait tourner son doigt jusqu'à lui toucher le bout du nez, ce qui a le don de le faire rire, ou de le mettre furieusement en colère.

Quand il pleut, un refrain de circonstance :

Mouille, mouille, paradis,
Tout le monde est à l'abri,
Mon p'tit frèr'est à la gouttière
A pêcher des p'tits verdons
Pour (le nom de l'enfant) qui sera mignon !

Encore un vieux couplet :

L'enfant que je berce
N'est pas à moi :
L'enfant que je berce
N'est pas à moi :
Ceuss' qui les font,
Qu'ils les bercent, bercent !
Ceuss' qui les font,
Qu'ils les bercent donc !

Et pour que le sommeil de l'enfant ne soit hanté de mauvais rêves, le mère fredonne :

J'entends le loup,
J'entends le lièvre,
J'entends le loup,
Le renard chanter.

Mais, de tous les refrains, le plus commun est, sans conteste, la jolie chanson de l'oiseau :

I

Mon petit oiseau } *bis*
A pris sa volée, }
A pris sa } *bis*
A la volette ! }
A pris sa volée.

II

Il s'est appuyé } *bis*
Sur un oranger, }
Sur un o } *bis*
A la volette ! }
Sur un oranger.

III

La branche a cassée } *bis*
L'oiseau-t-a tombé, }
L'oiseau-t-a } *bis*
A la volette ! }
L'oiseau-t-a-tombé

IV

— « Mon petit oiseau } *bis*
« T'es tu point blessé, }
« T'es-tu point, } *bis*
« A la volette ! ! }
« T'es-tu point blessé ?

V

— « Je m'suis brisé l'ail', } *bis*
« Et tordu le pied, }
« Et tordu, } *bis*
« A la volette ! }
« Et tordu le pied.

VI

— « Je veux me soigner, } *bis*
« Et me marier ; }
« Et me ma, } *bis*
« A la volette ! }
« Et me marier ! »

Ce ne sont pas là, certes, des berceuses comme celles de *Panurge* ou de *Jocelyn ;* elles ne sont pas conçues, sur le rythme de l'« air du sommeil de *l'Africaine* » ; elles sont infiniment plus naïves, plus anciennes aussi, et, fredonnées doucement par la maman, elles ont calmé bien des colères, bien des cris, bien des souffrances, peut-être, à cet âge innocent que nous avons tous vécu.

CHAPITRE IV

Les Amulettes.

Par amulettes, nous entendons différents objets : sachets, médailles, cordons, colliers, etc..., portés par une personne, dans le but de guérir, de préserver des maladies, ou de la malchance. Ces amulettes sont d'un usage presque courant, dans le Bocage vendéen ; mais ce sont surtout les petits enfants qui en sont munis. Elles ont, toutes, un caractère thérapeutique, ou religieux, parfois les deux, et la différenciation n'en est pas plus aisée.

D'une façon générale, ces amulettes sont portées par le malade, appliquées directement sur la peau, en contact avec elle, le plus souvent dans le but d'avoir une action plus active, sans doute. Elles ne se portent pas indifféremment, sur telle ou telle partie du corps ; elles ont une place déterminée : le cou, le thorax, surtout la région précordiale, le ventre.

En règle générale, à chaque maladie correspond une amulette particulière.

Amulette contre le muguet. — Celle-ci possède un caractère essentiellement médical. Le muguet, ou « chancre », comme l'appellent les paysans du Bocage, est relativement fréquent, chez les enfants en bas âge. Il doit guérir, sans l'intervention du médecin.

Sur la poitrine du petit malade, on dispose une amulette spéciale, spécifique, en quelque sorte, de l'affection.

On l'attache par deux petits cordons, noués autour du cou.

L'amulette, elle-même, est constituée par un petit sac en toile, ou en flanelle de laine, cousu à la main, ayant la forme carrée, de cinq à six centimètres de côté. Ce petit sachet est laissé en place, jusqu'à guérison complète du mal. Celui-ci doit disparaître, au bout de quatre à cinq jours.

L'amulette peut servir à nouveau ; on la conserve, dans ce but.

Ce sont généralement des personnes habituées à leur confection qui les vendent. Chaque région, ou village, possède une vieille bonne femme qui a la spécialité de cette fabrication.

Toutefois, certains, connaissant la composition de l'amulette, en confectionnent, dans les cas urgents.

Que contient en effet la pochette ? Si on procède à son ouverture, on trouve, enveloppés dans un peu de papier :

cinq pointes de genêts,
cinq pointes de ronces,
cinq pointes de cassis,
un ver desséché.

Peu de personnes, somme toute, ignorent cette formule : il est donc facile de composer cette amulette.

Nous avons cru remarquer, toutefois, que le contenu du petit sac n'était pas toujours constant et qu'on lui adjoignait, assez souvent, d'autres principes (groseillier et autres arbustes).

Le petit sachet préparé extemporanément et celui délivré par un « spécialiste » ont-ils la même vertu ? « Adhuc sub judice lis est. »

Amulette contre le vers. — Elle est constituée par un collier de « gousses d'ail », enfilées, dans le sens de leur longueur, au moyen d'une ficelle ordinaire. On le place autour du cou. Ce collier agit comme préventif et comme curatif. On l'applique, au moment où les crises de vers se manifestent. Il existe également une autre amulette, préventive des convulsions de vers, que l'on porte à demeure. Elle se trouve chez les merciers, dans le commerce. C'est, en définitive, un collier de verroterie ordinaire, auquel un marchand malin, ou facétieux, a dû, dans un temps éloigné, attribuer des vertus thérapeutiques, pour toutes les maladies déterminées par les helminthes.

Amulette pour favoriser la formation et la sortie des dents. — Celle-ci possède encore les caractères essentiels d'une amulette. Elle est placée, soigneusement épinglée, sur la région antéro-supérieure gauche du thorax, au-dessus des sous-vêtements. Elle est constituée par un petit sac de flanelle blanche, ou grise, presque carré, ou légèrement rectangulaire.

A l'intérieur du sac, on met les quatre pattes d'une taupe mâle, si le sachet est destiné à un petit garçon. Quand il s'agit d'une petite fille, on y place les quatre pattes d'une taupe femelle.

On recommande de ne jamais plus ouvrir l'amulette, sous aucun prétexte.

Amulette contre les maladies en général. — Elle est constituée par un petit sac, analogue à celui employé contre le muguet. Mais il ne renferme qu'un petit morceau de camphre. Ce produit aurait la propriété d'écarter les mauvaises maladies et d'empêcher également les convulsions nerveuses.

Cette amulette se porte, sur la poitrine. Deux petits cordons, noués autour du cou, la maintiennent.

Cordon de la vierge. — C'est un petit cordon de coton, généralement blanc et bleu, que l'on trouve chez les marchands des bourgs. Il ne possède aucune vertu par lui-même, mais il en acquiert beaucoup par simple contact avec la statue de la sainte Vierge, surtout des vierges miraculeuses, comme il en existe quelques-unes, dans la contrée.

Il préserve alors de toutes les maladies. On le noue, généralement, à la taille de l'enfant, autour du ventre, par-dessus ses sous-vêtements.

Cette amulette possède un caractère déjà religieux. Nombreuses sont les amulettes de ce genre : médailles de toute forme et de toute composition, représentant la vierge, Jésus, la trilogie chrétienne, les saints, avec de courtes invocations, gravées dans le metal ; colliers portés au cou, soutenant une petite croix, ou bien une croix, une ancre et un cœur, symbole de la foi, de l'espérance et de la charité ; scapulaires ordinaires, portés directement sur la peau, par tous les temps, et pendant de longs temps, ce qui explique qu'ils sont souvent étonnamment crasseux.

Tous ces objets sont bénits, par les prêtres, et portés dans une intention religieuse à laquelle s'allie très souvent l'idée d'une vertu préventive, contre le mal, la maladie. Si l'on fait porter aux petits enfants, tout jeunes, des médailles, des colliers, ce n'est assurément pas dans le but de protéger ces « chers anges », comme disait Daudet, du péché, car ils sont bien incapables d'en commettre, mais plutôt de les mettre à l'abri de la maladie, si fréquente à cet âge.

Il est presque impossible de différencier les amulettes, suivant leur vertu thérapeutique, ou religieuse ; presque toutes ont les deux caractères. Dans le Bocage vendéen, la religion et la thérapeutique vont souvent de pair.

Au cours d'une maladie dangereuse et longue, il est bien rare que le malade, ou son entourage, ne fasse un « vœu ». Il consistera à placer une petite plaque de marbre, ou de bois, avec une inscription : *remercie-*

ments, *merci*, etc..., dans une des chapelles où ont lieu les pèlerinages habituels, ou bien à faire dire des messes, brûler des cierges; à donner une forte somme d'argent à l'église de la paroisse, à faire ériger, à ses frais, un calvaire, à donner une cloche, un ostensoir, etc...

Quelques-uns promettent des mortifications, des jeûnes. D'autres s'engagent à porter un cilice, des vêtements grossiers.

Les enfants sont quelquefois « voués » à la vierge et portent des habits bleus, pendant toute l'enfance ; des jeunes filles promettent d'entrer dans les ordres religieux, ou de rester vierges, toute leur vie. Le vœu est presque toujours exécuté.

Eternelles plaintes de la douleur humaine! Cris angoissés des malades réclamant la suprême richesse, la Santé, et offrant en échange, en marché presque, à la Divinité, des privations, des supplices qu'ils croient lui être agréables.

— Il existe une autre catégorie d'amulettes. Elles ne sont portées ni dans un but thérapeutique, ni dans un but religieux.

Ces amulettes « portent chance ».

Nous verrons, plus loin, que certaines plantes possèdent cette remarquable propriété : l'herbe de l'égaille, entre autres, la tête de vipère, l'extrémité de la queue du lézard, la pièce de cinq centimes percée, la corde de pendu jouissent aussi d'une certaine faveur.

Ces objets sont généralement conservés, dans le porte-monnaie, dans un compartiment à part ; nous n'avons jamais constaté la présence d'un sac spécial destiné à cet usage. Le gris-gris est inconnu, dans le Bocage vendéen.

La queue de lézard porte chance. Les joueurs acharnés de « masse », de « tru » (1), de manille, les perdants surtout, recourent parfois à son pouvoir, sans grande réussite, du reste.

Le sou percé n'est pas mauvais, la corde de pendu excellente, mais il est si difficile de s'en procurer !

Les amulettes les plus répandues sont celles que distribuent les dormeuses, somnambules et autres guérisseurs modernes.

---

(1) La « masse » et le « truc » sont deux jeux de cartes très en faveur dans le pays.

CHAPITRE V

Dormeuses et Somnambules.

Les citer serait leur faire une réclame bien inutile, car elle ne leur est pas nécessaire. Parcourez la quatrième page des journaux du pays, vous y trouverez leurs adresses et l'exposé de leurs spécialités.

Cet attrait pour le merveilleux ! Cette impulsive attraction pour la magie ! Comme elle est vivace, enracinée, dans l'esprit des gens du Bocage ! Les devins exercent, sur eux, un empire quasi absolu.

Les affaires vont-elles mal ? La maladie, la malchance semble-t-elle s'acharner sur une famille ou sur un individu? On n'hésite pas longtemps : il faut aller voir la dormeuse.

Puissance étonnante, quasi divinité, elle sait tout, le présent, le passé, l'avenir. Elle vous fait voir votre ennemi, votre fiancé, vos chers disparus, elle dispose toujours d'un moyen, pour arrêter le malheur qui va fondre sur vous.

Alors même que tout, autour de soi, est félicité et bonheur, il n'est pas mauvais d'aller la voir. N'est-ce pas hier que la servante a annoncé que la poule jaune chantait le coq? Mauvais présage, d'autant plus qu'on a trouvé des œufs de vipère, dans le « jouc (1) », avec

(1) Le « jouc » est la petite caisse ou panier dans lequel la poule a l'habitude de pondre.

le « gniau (1) ». Le domestique croit que la grande Jaunette, la vache mancelle, perd son lait, ce doit être un crapaud, ou un serpent, qui la tète. Enfin, la semaine dernière, la « frésaie » chantait, pas loin de la maison...

Mauvais présages ! Mauvais pressentiments ! Il est urgent d'aller voir la dormeuse, celle de B... qui est si « capable » et qui a guéri la femme de François, le voisin.

Les dormeuses sont presque légion. Elles gagnent cependant largement leur vie. La pléthore somnambulesque n'est pas comme la pléthore médicale.

Il y en a qui se déplacent, qui vont au devant du client; dans les foires, marchés, à jours fixes, elles donnent des consultations.

Démarches bien inutiles, le client vient tout seul. Jadis, on se contentait de faire dire de nombreuses messes, par le curé de la paroisse; de nos jours, bien que cela soit défendu par le prêtre, il est de mode d'aller consulter la somnambule.

Ce qu'elle dit est accepté, plus facilement, peut-être, que parole d'Évangile. On ne critique pas.

Souvent les prédictions se trouvent être absolument fausses; un doute vient alors, à l'esprit du paysan; mais il n'essaie pas d'approfondir ce mystère et se dit que, depuis, la chance a dû tourner, ou la maladie changer. Parfois on va consulter plusieurs dormeuses.

Les arrêts de ces dames ne concordent généralement pas, et le client hésite, incertain. Mais un fait vient-il corroborer les avis de l'une d'elles ? Celle-ci, immédiatement, a conquis la confiance et ne la perdra pas de longtemps.

C'est en cachette, seul, qu'on va consulter la dor-

(1) Le « gniau » est l'œuf que l'on laisse à demeure pour inciter la poule à pondre.

meuse, souvent sans prévenir la famille, et l'on revient de même.

Un brave paysan de M... avait sa femme gravement malade; elle faisait de l'asystolie, dernier stade d'une longue maladie de cœur.

— « Eh bien ! monsieur le Docteur, qu'en dites-vous de ma femme?

— « Elle est perdue, mon pauvre homme, et ne verra pas la fin de la semaine. »

Alors, le vieux, d'un air moitié malin, moitié attristé, fumant une courte pipe, lâche ces paroles, sur un ton confidentiel :

— « Il y a bien longtemps que je le savais, la dormeuse me l'avait bien dit ! »

Les remèdes enseignés par les somnambules, quelque bizarres qu'ils soient, ne sont généralement pas nocifs. Rarement, ils proviennent d'une officine pharmaceutique; presque toujours, ce sont des plantes, des herbes, des pratiques de magie, qui sont recommandées.

Un neurasthénique, après avoir consulté les « gros » et les « petits » médecins du pays (lisez les médecins de ville et les médecins de campagne), désespéré de ne pouvoir obtenir de soulagement, même après avoir porté, pendant de longs mois, les célèbres ceintures électriques du Docteur X... se décide à aller voir une somnambule.

Il ne fallut point longtemps, à cette célébrité, pour formuler son diagnostic et instituer, séance tenante, le traitement.

Voici, à peu près, l'énoncé de ses conseils : « Vous vous lèverez de bon matin. Vous irez, de suite, dans votre champ où se trouve une petite mare. Vous tournerez, en marchant au pas, autour de cette mare jusqu'à ce que vous ayez dit cinq fois le « pater et l'ave ». Alors vous ramasserez, dans la mare, une cuillerée à soupe de lentille d'eau et vous l'avalerez. Vous retournerez chez vous, et vous ferez vos affaires. A midi, vous retournerez à la mare, et vous ferez de même; le soir aussi, avant de vous coucher. Puis, vous ferez votre prière. Vous pouvez manger et boire ce que vous voudrez. Dans huit jours, vous serez guéri. »

Et 8 jours après, le malade allait mieux. Si jamais un médecin avait prescrit ce remède, on lui aurait ri au nez ; seulement, c'était une somnambule...

Au Puybelliard, près de Chantonnay, se rend une ou deux fois par mois un « guérisseur ». « Il ne traite que par les cheveux. » Il suffit d'aller le voir, avec une mèche des cheveux du malade, pour avoir une consultation en règle et une ordonnance détaillée. Sa clientèle est nombreuse et paie bien.

CHAPITRE VI

Les saints Guérisseurs.

Mais la foi des populations vendéennes dans les saints guérisseurs n'a pas disparu. Somnambules, dormeuses, sorciers, devins n'ont pas pu étoufferla religion des ancêtres. Le tout s'amalgame assez bien, ce qui explique que les croyances religieuses du Bocain sont, en définitive, un mélange complexe de paganisme, de catholicisme et de superstitions grossières.

Les paysans du Bocage adorent la trilogie chrétienne : Dieu le père, Dieu le fils, et le Saint Esprit. Ils vénèrent la Vierge, ils prient les saints ; mais, en échange de prières, chapelets, offrandes, ils demandent tant pour cent d'indulgences. La guérison d'un malade, la réussite d'un procès, une place au paradis, tout cela se paie, suivant valeur.

La religion du Bocage n'est pas désintéressée ; malheureux celui qui n'a pas le sou ! il risque fort de ne rien obtenir du ciel ; le prêtre même ne l'enterrera pas. Nous pourrions citer des exemples.

Le paysan qui dispose de son temps et de son argent n'a que l'embarras du choix dans la longue liste des saints guérisseurs :

Lisez plutôt cette citation :

« Saint Benoît est tout puissant, dans les cas de « rétention d'urines ; sainte Polonie est invoquée pour « les maux de dents ; saint Venice, pour la régularité

« de la menstruation ; sainte Claire, pour les yeux, et « saint Cloud, pour les furoncles !

« Sainte Catherine vous préservera, ou vous guérira, « de la morsure des vipères ; saint André guérira votre « coqueluche ; saint Marcou guérira vos écrouelles ; « saint Maur se chargera de vos rhumatismes ; sainte « Radegonde s'occupera de vos dartres, et sainte Sébas- « tienne vous protégera contre les épidémies.

« Demandez, à saint Eutrope, la guérison de l'hydro- « pisie, à saint Denis et à saint Hubert, celle de la « rage ; à saint Mesme, celle des maux de dents, à saint « Fiacre, celle de la dysenterie, à sainte Combe, celle « des fièvres, à saint Bancelle, des panaris, aux saints « Côme et Damien, celle des hémorrhoïdes, à saint Jou- « vin, celle des hernies, et, à saint Ouen, celle de la « surdité.

« Les braves femmes pourront s'adresser à saint « Maure, saint Ambroise, saint Vrin et au Sacré pré- « puce de Jésus, pour les guérir de leur stérilité, et « elles tourmenteront saint Fiacre, pour obtenir des « enfants mâles et éviter les filles.

« La question vétérinaire n'est pas à négliger non « plus. Saint Evroult et saint Antoine se sont distingués, « de tout temps, dans la guérison des moutons. Saint « Blaise n'a pas son pareil, pour empêcher les vaches « d'avorter, et saint Gilles est un spécialiste distingué, « à invoquer, pour la bonne venue des petits cochons.

« Saint Ra donne le beau temps, saint Tourin fait « pleuvoir. Saint Barnabé et saint Médard font les « deux, servant aussi bien les marchands de parapluies « que les marchands d'ombrelles ; saint Fiacre, patron « des jardiniers, fait pousser les légumes et les défend, « contre la grêle. Saint Léonard fait marcher les enfants, « et saint Antoine de Padoue fait retrouver tout ce « qu'on a perdu.

« Linges, chapelets, scapulaires, appliquez-les con-
« tre les châsses qui contiennent les reliques de tous
« ces Saints. Suivant le cas; n'oubliez pas le cierge,
« le tronc et l'oremus spécial, vous serez satisfait. »

CHAPITRE VII

Le Don du Saint Esprit.

Jadis des rois de France avaient reçu, du ciel, le don merveilleux de faire passer les écrouelles, par simple contact de leurs mains, avec les surfaces de la peau malade. Ainsi se manifestait, d'une façon presque miraculeuse, la quasi parenté du Roi et de Dieu, conception dont la réalisation se manifeste encore, de nos jours, dans le tsar orthodoxe et dans la théorie du pape-roi.

Ce puissant pouvoir thérapeutique, émanant de la divinité, par l'intermédiaire du roi, dispensateur terrestre des largesses divines, peut être comparé aux dons miraculeux que possèdent les reliques fameuses, celles de Jésus, des Saints, etc... On peut l'identifier avec la vertu des sources, grottes, forêts, abbayes, chapelles qui furent longtemps célèbres, par leur pouvoir guérisseur.

Dieu devient, en définitive, le médecin suprême ; c'est bien le Jésus de la légende, ressuscitant les morts et guérissant les incurables, et, dans sa marche glorieuse vers Jérusalem, semant des miracles à chaque pas.

Dans la religion chrétienne, Dieu guérit la maladie, il la donne parfois, en punition des péchés des mortels, mais rarement le Jehovah de la Bible s'humanise avec les siècles. Du reste, si Dieu prodiguait à la fois le mal et la guérison, si la maladie était la conséquence fatale du péché, la conception de l'Idéal Divin se serait modifiée et n'aurait pas tardé à se rapprocher, de plus en plus, du fatalisme des religions orientales.

Dieu guérit ; c'est-à-dire que Dieu le Père, Dieu le Fils et le Saint Esprit ont le pouvoir suprême de prodiguer la guérison aux mortels malades et malheureux.

Des trois manifestations de la divinité chrétienne, le Saint Esprit occupe la place la moins remarquable. Le peuple des campagnes aime à concevoir chaque membre de la trilogie divine, sous la forme que lui prête l'image d'Epinal, collée au mur, les gravures plus fines que l'on conserve précieusement, dans le paroissien, les statues de plâtre, ou de bois, des églises.

Dieu le père, c'est l'aïeul, avec une grande barbe blanche, une abondante chevelure de neige, qui plane dans le ciel immense, sur un trône éclatant, entouré de ses anges. Dieu le Fils, c'est Jésus, le martyr, avec sa physionomie plus humaine, ses yeux emplis de bonté et de douceur. Le Saint Esprit se manifeste, d'une façon moins tangible : cette entité religieuse, essentiellement mystique, ne peut impressionner nos faibles sens de la vue que sous la forme d'une colombe blanche.

On conçoit, dès lors, que le peuple dédaigne un peu le culte de l'idée la plus philosophique, peut-être, du dogme chrétien, au profit de Dieu le Père et de Jésus.

Cependant le Saint Esprit possède, lui aussi, des pouvoirs qu'il confère à certaines personnes, sous forme de don. Il y a sept dons du Saint Esprit.

Il serait intéressant de rechercher la genèse de ce nombre sept. Quoi qu'il en soit, il en résulte une curieuse conséquence.

Lorsqu'une mère de famille met au monde sept enfants mâles, dans le courant de son existence, le septième possède un don spécial, venant du Saint Esprit, qui se manifeste par la faculté de guérir, par simple contact, certaines maladies.

Il est nécessaire que les enfants soient mâles, au

nombre de sept. Si la mère de famille accouche d'un autre enfant, dans la suite, l'heureux doté perd tout son pouvoir.

Dès que le jeune garçon entre en âge de raison, sept ans, il peut exercer sa puissance ; il la conserve toute sa vie. Il guérit, par contact, n'importe quelle maladie, n'importe quel mal. Il suffit que la personne qui souffre se place en face de lui et qu'il touche, de sa main droite, le lieu du mal.

On comprend que des prières, faites en commun, et destinées à implorer la clémence céleste ne peuvent que favoriser cette intervention.

Malheureusement les résultats thérapeutiques sont piètres. La guérison est l'exception, la divinité n'étant point prodigue de ses miracles, pas plus que le Saint Esprit. Aussi cette vieille coutume tombe-t-elle en désuétude, au détriment des heureux dotés qui faisaient commerce de leur pouvoir mystique.

CHAPITRE VIII

Les Pèlerinages du Bocage vendéen

Les pèlerinages constituent, dans notre Bocage, un mode thérapeutique très répandu. Il est rare qu'à chacun d'eux, au moins une fois l'an, ne se produise un miracle, c'est-à-dire la guérison d'une maladie déclarée incurable par les médecins, ou par la famille du malade.

La plupart des pèlerins vont au grand sanctuaire de Lourdes. Nous ne possédons pas de chiffres, à l'appui de notre assertion ; mais nous serions bien étonné, si la Vendée n'était pas en première ligne, en ce qui concerne le nombre des personnes se rendant au saint lieu.

Des trains entiers sont mobilisés, à cette intention, des « trains blancs »,comme on les nomme, où s'entassent, pêle-mêle, cancéreux au visage jaune paille, phtisiques émaciés, hémiplégiques impotents et gâteux, idiots au rire démoniaque, goitreux, aveugles, femmes éléphantiasiques, aux tumeurs énormes, êtres anxieux, dévorés par la névrose, tous pleins d'un espoir infini dans la guérison de leurs maux. Des voyageurs les accompagnent, pas malades ceux-là, souvent simples curieux. Dans les compartiments du train, on boit, on mange, on dort, on chante des cantiques, on crie, on prie, on souffre, et parfois on meurt.

Tristes épaves de la douleur humaine, emportées par les vagues de l'Espérance, vers le Rocher Béni, la grotte célèbre de la rénovation physique ! Exode éternel, des malheureux, vers les sanctuaires fameux ! Besoin immanent de l'humanité d'échapper à la douleur, à la souffrance. Sous un autre nom, dans un autre pays, Lourdes a existé et existera de tout temps.

Dans le vieux lit, aux rideaux de cretonne à petits carreaux rouges et blancs, toute pâle, avec des yeux bleus, trop grands dans leurs paupières bistrées, la petite Nanette songe, en égrenant, dans ses doigts maigres, le chapelet d'argent qu'on lui a donné, le jour de sa première communion.

La pauvre enfant est bien malade ; voilà six mois bientôt qu'elle n'a pas quitté le lit !

Avant, elle allait avec ses amies à la messe, aux « prévailles », aux fêtes ; elle travaillait, de bon cœur, avec sa mère, aux durs labeurs des champs. Ça la prise, un soir d'été, lors de la moisson ; elle aidait à rentrer les gerbes de blé. Un chaud et froid, a dit le médecin, une mauvaise maladie, à coup sûr, car, depuis, Nanette a toujours souffert. Elle tousse beaucoup, et cela lui fait grand mal, dans la poitrine ; souvent une tache rouge monte à ses lèvres pâles. Nanette n'aime pas cela : le sang chaud est âcre, et elle a toujours entendu dire que c'est mauvais signe de le cracher.

Le père a fait venir tous les médecins du pays ; aucun n'a pu soulager Nanette. Elle aime pourtant bien ce pauvre monsieur Simon, le vieux docteur du bourg, si bon pour elle, mais qui ne peut pas, lui non plus, la guérir.

C'est donc une bien mauvaise maladie ? Chaque jour, elle le sent bien, les forces diminuent, s'en vont ; elle a tellement maigri qu'elle n'ose plus se regarder, dans le miroir.

Nanette va-t-elle donc mourir ? Mourir ! Oh ! l'idée obsédante et mauvaise ! Mourir ! On doit bien souffrir, avant d'aller dormir, dans un creux du cimetière, entre quelques planches ; comme on doit y être seul et qu'il doit y faire froid !...

Nanette n'a jamais vu de morts, et cette pensée la fait frissonner. Elle ramène la couverture, sur ses petites épaules, si frêles, et se blottit, dans le lit.

Une crise de toux éclate, incessante, caverneuse. La jeune fille se relève à demi, essayant, entre chaque quinte, d'aspirer un peu d'air, un peu de vie. La toux se calme, et Nanette reprend son chapelet.

Elle songe, sans prier. Le Bon Dieu ne doit pas laisser mourir si jeune, surtout quand on est bon et qu'on n'a jamais fait le mal. En le priant bien, lui, le seul, l'unique médecin, il doit la guérir, bientôt sans doute. N'est-ce pas pour guérir que la Vierge est apparue à une petite fille comme elle, à Bernadette, là-bas, dans la montagne, à Lourdes ?

Lourdes ! Tout ce que l'imagination de Nanette peut concevoir de mystique, de sacré, tient dans ce mot. Elle se souvient des images de la Sainte Grotte que lui montraient les Bonnes Sœurs, quand elle était bien sage. Comme il y en avait des pèlerins, des malades, venus du monde entier !

Ils y sont bien allés ceux-là, et ils étaient plus malades qu'elle, peut-être. Nanette sourit à cette idée. Aller là-bas ? Elle qui ne peut pas sortir de la chambre et qui grelotte, dès que la porte est ouverte....

Elle prie avec ferveur ; les grains du chapelet s'égrènent vite, dans ses petits doigts maigris et diaphanes.

— « Mon Dieu ! Vierge Marie, murmure-t-elle, donnez-moi la force et le courage d'aller jusque là-bas ; si je guéris, je fais le vœu d'entrer dans l'ordre de Saint Vincent de Paul.

. . . .

Etrange rénovation ! Les jours suivants, Nanette va mieux. Elle tousse moins et se sent plus forte. Elle a fait part de son désir à ses parents ; le vieux docteur lui-même a été pressenti, mais il hoche la tête. « Plus tard, nous verrons ça ! »

L'automne jaunit déjà les feuilles des grands chênes. Nanette est là, sur le quai de la gare, bien pâlotte, bien frêle. Le train arrive, il part, il est parti. La nuit monte lentement vers le ciel bleu, déjà s'allument les premières étoiles. Comme dans un rêve, estompées par l'obscurité naissante, les gares passent, passent à travers la vitre du wagon. Demain matin, on sera à Lourdes !

Les pommettes de Nanette se colorent ; elle respire à peine.

« Lourdes ! La Vierge! La Grotte ! La Guérison ! » Mais qui est-ce qui lui serre ainsi la gorge ? Ah ! encore ce goût du sang tiède qui monte, monte !.....

« Maman ! » balbutie Nanette.

Elle pose sa jolie tête blonde sur le sein de sa mère, premier et dernier refuge des enfants.

Le sang coule, coule à flots, de sa petite bouche, du sang rouge, vermeil. Les yeux de Nanette se troublent, se ferment déjà. La Vierge a exaucé son vœu, Nanette est guérie, elle est morte....

Chaque pèlerinage revient avec un ou deux cas miraculeux . Nous n'avons pas l'intention d'exposer nos théories, à ce sujet ; nous constatons le fait, simplement. Ces cas isolés suffisent à maintenir constantes l'ardeur et la foi des populations vendéennes. Ceux qui n'ont pas été guéris se résignent, avec l'espoir que la Vierge sainte leur sera plus propice, au prochain pèlerinage, où ils retourneront.

Chaque cas miraculeux est annoncé, dans tous les journaux catholiques du pays ; chaque jour, chez le malade guéri, c'est un défilé incessant de voisins, amis, connaissances, étrangers venus de loin. Le fait se dit et se redit en chaire, à la messe, aux marchés, aux foires, partout.

Mais tous les malades ne peuvent se rendre à la basilique de Lourdes. Les pèlerinages n'ont lieu qu'à date fixe, et il faut encore être assez fort, pour supporter les fatigues du voyage. Les moins fortunés, ou les moins favorisés se contentent de boire de l'eau de Lourdes, conservée soigneusement, en cas de besoin, depuis des années, dans une armoire. Chaque ferme du Bocage possède ainsi une bouteille d'eau de Lourdes.

Il existe aussi, dans la région du Bocage vendéen, des chapelles miraculeuses, lieux habituels de pèlerinages. Ce sont :

La Grotte du R. P. Montfort, à Mervent.

La chapelle de Réaumur.

La chapelle de Lorette, à la Flocellière.

La chapelle de Maison-Pré, commune de la Pommeraie.

La chapelle de Saint-Laurent-sur-Sèvre.

La chapelle de Pitié (Deux-Sèvres).

La Grotte du R. P. Montfort, aujourd'hui bienheureux, est située dans la belle forêt de Mervent, qui renferme des coins si pittoresques. Le Père Monfort, qui fonda, à Saint-Laurent, les filles de la Sagesse, y aurait vécu quelques années. Les miracles y furent fréquents, comme l'indique le nombre respectable de béquilles et autres appareils orthopédiques, laissés là par les miraculés. Les pèlerinages y étaient très suivis, mais il y eut des scènes de désordres, et nous croyons que ces manifestations sont officiellement interdites, ce qui ne les empêche pas d'avoir lieu.

La chapelle de la Vierge de Réaumur est érigée dans la vallée du Lay, sur l'emplacement d'une fontaine. Là encore, le site est charmant. Les pèlerinages ont lieu une fois l'an; il y vient beaucoup de fidèles : on signale quelques miracles.

A la Flocellière, canton de Pouzauges, se trouve la chapelle de Lorette, elle est très fréquentée : des miracles s'y produisent également. Non loin se trouve le beau clocher de Saint-Michel-Mont-Mercure, construit sur un des points culminants des collines de Gâtine.

La Chapelle de Maison-Pré est située dans la commune de la Pommeraie-sur-Sèvre, au milieu d'un pré, près d'une fontaine. Nous avons relaté plus haut la curieuse histoire de la Vierge cachée dans un tronc de chêne et trouvée par un bœuf au pâturage. Il n'y a pas de pèlerinage à date fixe, mais de nombreux fidèles s'y rendent quotidiennement, pour prier. La Vierge de Maison-Pré est miraculeuse.

Saint-Laurent, dans la belle vallée de la Sèvre Nantaise, dans un site très pittoresque, est un lieu de pèlerinage très fréquenté.

La chapelle de Pitié, non loin de la chapelle Saint-Laurent, dans le département des Deux-Sèvres, est située près d'une fontaine, autour de laquelle un magnifique calvaire a été construit. La chapelle n'est malheureusement pas terminée. C'est un lieu de pèlerinage renommé.

Dans tous ces sanctuaires, il y a des cas miraculeux, au moins une fois l'an.

La population du Bocage prend part, à tous ces pèlerinages qui constituent un motif d'exaltation religieuse, une occasion de promenade et de rencontre. Telle jeune fille entrevue, le matin, pieusement agenouillée, à la messe, lance, le soir, avec les jeunes gens, sa coiffe, par-dessus les moulins.

L'étranger qui viendrait au pèlerinage, après les vêpres, serait assez surpris de voir la façon dont les pèlerins se comportent...

Faut il s'étonner, dans ces cas, que la vierge, en sa divine charité, soit peu prodigue de ses largesses, et que ses élus soient l'exception ?

DEUXIÈME PARTIE

CHAPITRE PREMIER

La Légende des plantes magiques.

Les plantes magiques sont excessivement rares, tellement rares qu'elles n'existent, en réalité, que dans l'imagination des populations du Bocage vendéen.

Ce n'est qu'après de longues et patientes recherches qu'on peut parvenir à les rencontrer ; le chercheur, il est vrai, est amplement récompensé de sa peine, car il découvre, du coup, la Fortune, la Santé et l'Amour.

Leur nombre n'est pas considérable : ce ne sont pas des plantes aux couleurs magnifiques, à la tige majestueuse. Ce sont des herbes toutes petites et sans fleurs.

Leur habitat est partout et nulle part. Elles déroutent le chercheur, par leur extrême rareté et leurs habitudes changeantes.

Elles sont un peu fées et ne se montrent à l'homme que suivant leur désir et à certaines heures de la nuit. Toutes les nuits ne sont pas favorables à leur recherche : certaines époques sont plus propices que d'autres, mais personne n'est d'accord, pour déterminer ces particularités.

Pour les trouver, il n'est pas mauvais de prononcer certaines paroles, que seuls les sorciers connaissent. En définitive, pour s'emparer d'une de ces plantes, il faut être un peu sorcier.

Les plus importantes sont : l'herbe de l'*égaille*, l'herbe de la *détourne*, l'herbe du *pic vert*, l'herbe du *sorcier*, le *gui du chêne*.

L'herbe de l'égaille. — C'est la plus fameuse. Son nom vient, probablement, du mot « égaille », terme qui, en patois vendéen. signifie « rosée du matin ».

Même pendant les grandes chaleurs de l'été, cette plante est toujours humide, et ses feuilles recouvertes de gouttelettes d'eau. Elle est excessivement rare et croît, dans certaines régions du pays, surtout dans les contrées humides. Malgré des tentatives réitérées et des promesses pécuniaires tentantes, nous n'avons pu en avoir un échantillon, ce qui est loin de nous étonner...

Les vertus de cette plante sont nombreuses ; elle guérit presque toutes les maladies des hommes et des bestiaux, prise en infusion, ou mise en cataplasmes, sur la peau. Elle a également une vertu particulière, sans prix, pour son heureux possesseur. La personne qui en est munie — et il suffit d'en avoir une petite feuille — exerce, vis-à-vis du sexe contraire, une irrésistible attraction. M.C... nous assura avoir expérimenté le fait et s'en être très bien trouvé.

Heureux les mortels possesseurs de l'herbe de l'égaille ! Cette plante a manqué au Vieux de la Montagne.

Chaque peuple a ses mythes, superstitions, coutumes. Le vieux paysan du Bocage, esprit à peine dégagé de l'ignorance ancestrale, trop fidèle à sa religion pour en dénaturer l'esprit, cantonné dans ses champs aux haies épaisses, véritables forêts, n'ayant rien vu au-delà de l'horizon de ses collines natales, a mis, dans une herbe humble et frêle, le pouvoir enchanteur de l'amour. Certes, il y a loin, de cette idée superstitieuse au culte fameux de Priape, aux mystères d'Eleusis, aux coutumes actuelles de l'Inde, ou de l'Orient lointain. L'idéal du pauvre serf était borné, comme son cerveau ; le seigneur l'habitua peu à peu à courber, pour toujours, le front, vers la glèbe. Le talisman des peuples orientaux aurait été un bijou, scintillant comme une étoile, celui du Bocain fut une herbe des champs.

L'herbe de la détourne. — Elle pousse partout, mais surtout dans les bois. Elle est naturellement rare et difficile à discerner des autres plantes. Du reste, elle ne se recherche pas, étant données ses extraordinaires vertus.

Au cours d'une promenade dans les bois, si, par malheur, on marche sur cette herbe, il est impossible de retrouver son chemin, pendant de longues heures.

L'homme le plus habitué aux sentiers d'une forêt, qui saurait les parcourir, les yeux fermés, devient comme un insensé, si son pied touche la plante de la détourne. Il va et vient, sous les arbres, passant et repassant aux mêmes endroits, sans les reconnaître, inquiet de ne pouvoir trouver un point de repère, vite oublié. Après des heures de courses éperdues, la raison lui vient, il semble sortir d'un rêve et localise sa situation.

Trois ouvriers bûcherons, très habitués aux routes d'une forêt du Bocage, marchèrent, une fois, sur l'herbe néfaste. Une partie de la journée et toute la nuit, ils errèrent, inconscients, dans les bois. Ce ne fut qu'au matin, à l'aurore, qu'ils reconnurent les sentiers et purent regagner leur maison, les habits en lambeaux.

L'herbe de la détourne se trouve, également, sur les chemins et les routes, mais elle y pousse très rarement.

L'herbe du pic-vert. — Le pic-vert (picus viridis) est un oiseau d'élégant plumage, diversement coloré, très commun dans le Bocage vendéen. Il est gros comme une tourterelle, vert en dessus, la calotte rouge, le croupion jaune d'or. Vivant exclusivement d'insectes qui rongent le bois des arbres, il est armé en conséquence, pour cette chasse spéciale. Il possède, en effet, un bec droit, anguleux, propre à attaquer l'écorce, et une langue grêle, enduite d'une liqueur visqueuse. De son bec, il explore, sonde, percute un arbre, de façon à déceler une caverne. Souvent, après avoir frappé un point du tronc d'un arbre, il va brusquement du côté opposé, comme pour juger de la profondeur de son travail.

Le trou ainsi pratiqué est circulaire, comme taillé à l'emporte-pièce. Les habitudes de cet oiseau ont, de tout temps, préoccupé l'esprit des paysans. Comment un oiseau de taille si réduite pouvait-il faire, pour creuser, dans des arbres parfois très durs, des cavités si régulières? Il lui fallait un instrument merveilleux, d'une dureté sans égale.

L'observation attentive des mœurs de l'oiseau montrait que ce dernier, au cours de son travail, descendait souvent dans les prairies. Prompt à formuler une conclusion, le paysan pensa que le pic-vert allait ainsi aiguiser son bec, à une plante spéciale.

Dès lors, la légende de l'herbe du pic-vert suivit son cours.

Cette plante serait extrêmement petite et rare. Elle se trouve dans les prairies humides et dans les troncs des vieux arbres. Celui qui la trouve peut s'en servir pour aiguiser n'importe quel métal, elle défie la meilleure meule. Une faucille « afutée » (aiguisée) par elle coupe comme un rasoir. Cette plante, qui possédait des vertus si magnifiques, devait avoir d'autres propriétés. On découvrit que, prise en infusion, elle quintuplait la force d'un homme. Quand un gars possède un peu d'herbe de pic-vert dans sa poche, il ne fait pas bon se frotter à lui.

L'herbe du sorcier. — C'est une plante, paraît-il,

très commune, en certaines régions. Nous n'avons pu nous en procurer.

Par elle même, elle n'a pas beaucoup de vertu ; elle sert à la préparation de remèdes et potions préparés mystérieusement, en prononçant des mots consacrés par les livres de magie. Elle ne présente aucun intérêt.

Le gui de chêne. — De tout temps, le gui de chêne fut considéré comme une plante aux vertus thérapeutiques puissantes. Cette croyance est peut-être le dernier vestige de la religion des Celtes et des Gaulois, qui le considéraient comme un arbuste sacré.

Le gui de chêne est très rare, certains même ont mis en doute son existence. Il faut avouer que nous n'en avons jamais vu. A ce sujet, nous avons interrogé plusieurs personnes d'un âge avancé ; un certain nombre nous ont affirmé avoir rencontré du gui de chêne.

Il est hors de doute que cette plante existe encore, mais il est certain également qu'elle n'est pas commune. Au début, le gui de chêne devait guérir, sans doute, un bon nombre de maladies ; de nos jours, il est assez dédaigné. Est-ce sa rareté qui en est cause, ou bien sa faible puissance thérapeutique?

Le gui de chêne paraît avoir été employé, autrefois, contre l'épilepsie.

Actuellement les empiriques, à défaut de gui de chêne, emploient celui des autres arbres, dans la composition de leurs remèdes.

Son usage paraît presque abandonné, en médecine humaine.

On ne saurait clore cette étude, sur la vertu de certaines plantes et arbustes merveilleux, sans dire un mot du coudrier.

Le coudrier, nommé aussi noisetier, corylus, en botanique, ne présente, par lui-même, rien de particulier. Le fait le plus important qui se rattache à lui est la baguette magique, en coudrier, dont l'usage est encore très répandu, pour découvrir la nappe d'eau souterraine, les mines, les trésors cachés.

Ces faits, de coutume courante, ont été depuis longtemps signalés. Il faut retenir que la baguette ne tourne pas, dans toutes les mains ; qu'elle tourne également mieux, dans les mains de certaines personnes, qu'elle tourne plus où moins vite, selon la profondeur de la source et son débit.

Il n'y a rien de scientifique, dans ces manœuvres : nous avons pu nous rendre compte que la branche de coudrier, par elle-même, n'avait aucune activité, que le mouvement de rotation qu'elle manifeste était déterminé par des manœuvres à peine perceptibles de l'opérateur, lequel, peut-être, n'en avait pas pleine conscience.

Quoi qu'il en soit, on creuse rarement un puits sans avoir recours, au préalable, à la baguette de coudrier. Les personnes qui la font tourner ont, par une expérience prolongée, acquis un véritable talent ; c'est un métier, et on le paie assez cher.

Herbes mystérieuses, baguettes magiques, tout cela est du domaine du merveilleux ; nous allons en voir la manifestation complète dans les habitudes des sorciers, jeteurs de sorts, donneurs de mal.

CHAPITRE II

Sorts et sorciers. Animaux fantastiques. Superstitions.

La Vendée est la contrée de la France la plus fidèle à la tradition. Le Bocage peut être considéré, à juste titre, comme le cœur de la Vendée.

Alors que la Plaine et le Marais se pacifiaient assez rapidement et s'ouvraient à la civilisation féconde, le Bocage est demeuré le refuge des fanatiques. Ses habitants sont étroitement attachés au culte des ancêtres ; leur foi est inébranlable.

De nos jours même, ce pays n'est pas entièrement civilisé ; les vieux paysans ne sont pas rares qui n'ont encore jamais vu de locomotive ; toute invention nouvelle est d'abord mal accueillie ; le Progrès est détesté. Les automobilistes qui commencèrent à rouler dans le pays en savent quelque chose.

Les vieux Bocains raisonnent ainsi : « De notre temps, on ne voyait point toutes ces machines, et on vivait heureux, quand même. »

Lorsque s'est construite la ligne de Bressuire aux Sables, de véritables batailles eurent lieu, entre paysans et cheminots (1). Tout ce qui, de loin ou de près,

(1) Les propriétaires, eux-mêmes, refusaient de vendre leur terrain et usaient de toute leur influence, pour détourner le tracé de la ligne.

Par les quelques vers de la chanson qui suit, on peut juge

attaque les coutumes anciennes mécontente le Bocain.

Cet être tend à persévérer dans son être ; avant la révolution de 1789, alors qu'il était sous le joug du seigneur, il ne s'est jamais trouvé malheureux. Il n'avait pas l'intelligence assez développée pour apprécier le bien-être et discerner le bonheur, du malheur.

Tout est tradition, dans nos campagnes : tradition familiale entretenue par les parents ; tradition locale, favorisée par le pays même. Les notions d'instruction élémentaire, apprises à l'école, s'évanouissent vite, après quelques années occupées aux travaux des champs.

Le paysan ne lit presque jamais ; s'il parcourt le journal, c'est le dimanche, pour se rendre compte du cours des céréales, des bestiaux, dans des feuilles locales qui ne contiennent que ces indications ; des faits divers et, bien souvent, de virulents articles de politique. Rien ne peut lutter efficacement contre l'ignorance primitive et la tendance inévitable de ces cerveaux, pour le merveilleux. Rien ? Est-ce vrai ? Il ne faut cependant pas méconnaître l'influence profonde que possède le clergé. Le paysan vendéen est catholique pratiquant et même militant. Mais les curés se gardent bien d'ouvrir ces intelligences ; au contraire, leur but manifeste est de les rendre plus rétrogrades, si possible.

La religion catholique, en elle-même, ne renferme-t-elle pas suffisamment de merveilleux ?

quelle impression produisit le chemin de fer, sur les populations du Bocage :

« Si quelques-uns de nos aïeux,
« Sortant du cimetière,
« Voyaient passer devant leurs yeux
« Cette horrible chaudière ;
« Ils se signeraient,
« Puis ils se diraient,
« Le cœur navré de peine :
« Hélas ! nos enfants
« Sont donc bien méchants
« Que Satan les emmène ! »

Les imaginations naïves, suscitées, dès l'enfance, aux récits fabuleux des anges, de la vierge, des saints, du diable, de l'enfer, conservent, toute leur vie, le souvenir vivace d'un monde céleste extraordinaire, dont quelques habitants descendent facilement sur la terre.

L'influence du milieu explique aussi cette passion pour le merveilleux.

Les grands bois mystérieux, les forêts profondes, aux murmures étranges ; les vieux rochers gris, bizarrement sculptés par les hommes préhistoriques, ou bien effrités par le temps ; les fontaines claires aux ondes fraîches, qui désaltèrent et tuent parfois, car elles sont fées ; les nuits longues de l'hiver, quand la lune roule dans les nuages sombres et projette, brusquement, un blafard rayon de lumière qui donne aux objets des contours inconnus ; les cris lugubres des oiseaux de nuit, la foudre qui gronde dans le ciel, la terre qui tremble parfois, tout a contribué à rendre superstitieux le paysan du Bocage.

Les vieux châteaux d'autrefois ont été témoins de luttes sanglantes ; il s'y est livré des combats terribles, des luttes sans merci. Dans les ruines des tourelles couronnées de lierre, dans les oubliettes, dans les souterrains, on trouve des squelettes, restes de soldats morts sans confession et dont les âmes reviennent la nuit...

Tout chrétien qui meurt sans confession, en état de péché mortel, est condamné, pour l'éternité, à errer la nuit sur la terre pour aller rôtir en enfer, au chant du coq. Cela est une vérité presque religieuse.

Cette terre de Vendée possède des coins qui furent largement abreuvés de sang humain. Une guerre terrible, de part et d'autre, a laissé des souvenirs vivaces dans l'esprit des descendants des Chouans. Il n'y avait pas de grâce, pas de quartier, on ignorait le mot pitié, à cette époque, et c'est par milliers que vieillards, hommes, jeunes gens, femmes et enfants ont été fusillés, massacrés, brûlés, presque suppliciés (1).

Tous ces souvenirs de la « Grande Guerre » sont ancrés dans l'esprit des descendants. Les Chouans n'ont cédé qu'à la force, écrasés par le nombre ; ils ne se sont pas rendus.

Dans cette guerre, qui fut de leur part une épopée magnifique, ils ne combattaient que pour deux motifs sacrés : « Dieu et le Roy. » Et c'est le Sacré-Cœur de Jésus, attaché sur leur sein gauche, qu'ils allaient à la

---

(1) Il ne faut pas exagérer le fanatisme des Chouans. La Guerre de Vendée n'est pas due à l'explosion d'un mouvement religieux intense. Elle a été déterminée par le mécontentement des anciens gabelous, sauniers, faux-sauniers, contrebandiers, braconniers, maraudeurs, garde-chasses réduits à travailler par suite de l'abolition des privilèges et des innombrables droits du fisc.

Ce sont eux, grossis de gens sans aveu, qui, en 1791 et 1792, essayèrent de soulever le pays. Ils n'y réussirent qu'à demi ; mais ils trouvèrent de précieux auxiliaires dans les personnes des seigneurs vendéens, « la noblesse la plus méprisable du Royaume », disait le Régent, et dans leurs commensaux, les évêques et les curés, dont les actes, au cours de cette guerre, furent tout l'opposé de la doctrine du Christ.

Enfin, la levée de trois cent mille hommes, en mars 1793, acheva l'œuvre. Les jeunes Chouans (fait pénible à constater), appelés au secours de la patrie en danger, préféraient rester chez eux, tranquilles dans leur Bocage ; ils étaient si courageux qu'ils pleuraient quand ils perdaient de vue leur clocher ! Les curés et les nobles n'eurent pas grand'peine à les entraîner au nom de la sacrée religion.

Plus tard, après les grandes batailles, le fanatisme atteint son paroxysme ; à ce moment, le Chouan lutte réellement pour son Roy et pour son Dieu. Il n'en reste pas moins acquis que les débuts de cette triste guerre ont été déterminés par le mécontentement d'une bande d'agents du fisc et de contrebandiers, et aussi par la répulsion invincible du Chouan pour le métier de soldat français.

Pendant que, va-nus-pieds superbes, héros simples et magnanimes, des Français volaient au secours de la Patrie, il s'en est trouvé d'autres, assez dénaturés pour oublier un des devoirs les plus sacrés. Cette aberration des sentiments fondamentaux d'une société, d'un peuple, cette amoralité sociologique est une tache indélébile pour la Vendée.

mort. Il est rare de trouver une foi plus ardente, un élan plus désintéressé, une foi plus sublime.

Toutes ces détresses, défaites essuyées, villes brûlées, famille perdue, misères et privations, n'ont fait que fortifier leur foi aveugle et le souvenir en accroît encore la puissance.

Il faudrait des volumes, pour raconter toutes ces superstitions du bocage !

Quelques-unes, les plus intéressantes, parmi tant d'autres :

Les abeilles piquent plus volontiers les hommes qui jurent, ou les femmes qui se conduisent mal.

Les ânes portent une croix sur leur échine depuis le jour où Jésus-Christ est entré à Jérusalem, monté sur un âne.

Les araignées portent bonheur dans les étables et purifient l'air.

Araignée du matin,
Signe de chagrin ;
Araignée du tantôt,
Signe d'eau ;
Araignée de midi,
Signe de pluie ;
Araignée du soir,
Signe de bon espoir.

L'odeur du bouc est saine, comme celle du fumier.

Méfiez-vous des petits œufs que l'on trouve parfois dans les nids des poules. Ils renferment des crapauds et des vipères, animaux qui peuvent, vis-à-vis des poules, se conduire comme un vulgaire coq !

Les vaches peuvent se faire têter par des crapauds ou des serpents.

Les bœufs, les chevaux, les gros mammifères nous voient plus grand que nature, c'est pourquoi ils nous craignent.

Le chat se passe la patte de devant sur les oreilles : signe d'eau prochaine.

Il faut toujours couper la queue des chats, soit parce qu'elle renferme un ver, soit parce que ces félins sentent mieux les souris, après cette opération.

Le cochon aime à être sale, c'est sa santé.

Un corbeau vit plus de cent ans.

Autrefois on barbouillait la face et la poitrine d'un nouveau-né avec le sang du cordon ombilical ; dans le but de lui blanchir la peau, certains ont même lavé un enfant nouveau né, avec de l'eau mélangée de vin.

L'usage prolongé de l'huile peut donner des hernies.

L'odeur des menstrues fait cailler le lait, corrompt les viandes et fait avorter les melons.

La rage des chiens peut provenir du gel de leur cervelle.

Les enfants qui naissent coiffés, c'est-à-dire avec la tête recouverte d'une partie du délivre, sont prédestinés au bonheur.

Les boiteux sont paillards et les bossus intelligents.

Renverser une salière, mettre un couvert en croix est signe de malheur.

Satisfaire toujours les envies de femmes enceintes.

N'insistons plus, concluons par ces mots de Balzac, d'une philosophie profonde : « Un homme n'est pas « tout à fait misérable, quand il est superstitieux... « Une superstition vaut une espérance (1). »

Le paysan du Bocage, trop religieux, devait tomber fatalement dans le fanatisme et la superstition.

Il fut puissamment aidé par sa compagne. La femme a joué un rôle des plus importants dans la genèse de la Guerre de Vendée. Dans le camp de Charette, tout comme dans le carnichot (2) du paysan, la femme,

(1) Balzac, *la Peau de Chagrin*.

(2) Sorte de cachette dissimulée dans le sol, dans un arbre, ou dans un mur.

entre deux combats, continuait à remplir son rôle d'épouse, d'amante et de mère. « Leur héroïsme, leur rage fanatique, leur exaltation d'illuminées indiquent à quel point les prêtres s'étaient emparés de leurs âmes. » (G. Guillemet, *Au Pays vendéen.*)

Dénuées d'une instruction même élémentaire, elles ne connaissent que les faits les plus fabuleux de l'histoire sainte, les récits des miracles faits par les curés ; elles vivent dans un état de quasi-mysticisme, où domine la peur du diable, de l'enfer, de la damnation éternelle. Elles sont prêtes à tout, pour assurer le salut de leur âme et celui de la famille.

La Guerre contre la Révolution venait à point, pour exaucer leurs vœux.

Au combat, elles deviennent terribles, excitent leurs hommes par leurs cris, les ramènent de force sur le champ de bataille, mutilent les blessés d'une main, en tenant un chapelet de l'autre.

Elles ont été un appui moral important pour le soldat. Leur présence aux camps était nécessaire, indispensable ; bien des chouans auraient déserté, pour rejoindre leur femme, si celle-ci ne les avait suivis.

Les générations se sont succédé. La femme vendéenne moderne s'est adaptée aux conditions nouvelles de l'existence ; son caractère n'a guère changé. Toujours, chez elle, prédomine un attrait impulsif pour la superstition, le miracle. Sa foi religieuse se combine avec une aveugle croyance au merveilleux.

N'essayez pas de leur démontrer qu'il est absurde de croire que, la nuit de Noël, à minuit, les bestiaux se mettent à genoux. Ne leur dites pas que la croix à la chaux qui surmonte leur porte n'a pas, elle, aucune vertu pour empêcher les sorciers d'entrer dans la maison.

Ne leur insinuez pas que l'orage est un fait purement météorologique. Elles vous écouteront poliment, tout en pensant : « Thiau moussieu est ben aimable, mais l'aim' bé à s'moquer dau minde ! »

N'allez pas leur dire que les morts ne reviennent pas ! Ils reviennent, c'est sûr, la nuit, fantômes livides et décharnés, enveloppés d'un long suaire blanc, d'où émergent les extrémités osseuses du squelette.

D'un pas lent, ils promènent leur éternelle nostalgie et leur pesante tâche dans les châteaux en ruines, les landes désertes. les carrefours des chemins. Ce sont des âmes en peine qui n'ont pas reçu les derniers sacrements, et qui ont besoin de messes et de prières.

Dans les vieilles maisons des fermes du Bocage, habitées jadis par les seigneurs, il n'est pas rare d'entendre des bruits étranges, dans le silence de la nuit.

Fatigués par le vaillant labeur de la glèbe féconde, le paysan, sa famille et les domestiques dorment dans la vaste pièce où les lits nombreux se touchent presque. La bise de novembre, âpre et glacée, souffle au dehors, dans les branches nues des arbres, sanglote sous la porte, siffle à la fenêtre, ronfle dans la cheminée, où le feu presque éteint projette de fugitives et brèves lueurs... Les grillons familiers chantent joyeusement, sous les pierres de l'âtre.

Soudain, tout se tait, un grand silence se fait, qu'interrompent, lugubres, les douze coups de l'horloge.

Alors, dans le calme étrange qui succède à la chanson du vent, le dormeur éveillé entend des bruits mystérieux. Dans l'escalier tout proche, qui conduit au grenier, on perçoit nettement le pas d'une personne qui descend les marches, lentement, une à une, jusqu'à la dernière, puis s'arrête, remonte et recommence. Les bruits sont comme étouffés, mais accompagnés du frôlement, du froissement caractéristique que détermine un habillement de soie.

En proie à un malaise étrange, peu à peu, les dormeurs s'éveillent; ils perçoivent, nettement, dans le silence, le bruit mystérieux ; une sueur glacée se répand sur leur corps, un grand frisson les secoue; mais ils n'osent, les uns et les autres, se confier leur angoisse ; ils ramènent les draps sur leurs têtes, se blottissent, dans la « venelle du lit », après avoir esquissé un signe de croix. Tous ont compris : c'est une dame d'autrefois, une châtelaine « qui revient ».

Le lendemain, quelques cierges brûleront, devant la statue de la Vierge, et des messes se diront, pour le repos de l'âme en peine. Mais aucun des paysans ne confiera son secret, à son camarade ; il a peur même d'en parler ! Et puis, la dame n'est pas méchante, elle se contente, de temps en temps, de monter et de descendre, mais elle n'a jamais essayé de faire de mal aux habitants de la ferme.

Tous les esprits ne sont pas comme elle.

C'est par une sombre nuit de février ; la pluie tombe en rafales, avec rage. Deux gars reviennent de la veillée, où l'on a causé d'histoires de sorciers et bu un bon coup de « noâh » (1). A deux cents mètres de la ferme, ils sont déjà transis de froid et de pluie. Un coup de vent éteint la lanterne. Le ciel est noir, une obscurité profonde enveloppe tout, on n'y voit pas à deux pouces.

Tant bien que mal, les deux domestiques avancent, dans le chemin creux, rempli d'eau et parsemé de cailloux. — « Le diable te patafiole! » s'écrie l'un d'eux, en trébuchant, sur une grosse pierre.

Son compagnon lui saisit le bras, et l'arrête... là, à la croisée du chemin, tout près, sous les vieux châtaigniers, des lueurs blafardes se promènent.

« Les dames blanches !... » murmurent-ils !

(1) Vigne américaine que l'on plante beaucoup, en remplacement des vieux ceps.

Les pâles lumières dansent sur le chemin, s'éteignent, se rallument, avec des éclats phosphorescents? (1) ...

Tout à coup, un bruit de trot se fait entendre; derrière eux, une grosse bête, de la hauteur d'un terre-neuve, avec une queue blanche, les dépasse.

Tous deux, tremblants, se cachent dans le fossé, c'est un loup garou qui les a frôlés ; il y a de quoi avoir peur.

Minuit s'égrène, à l'horloge du village voisin. Alors, un cortège effrayant de garaches, de lutins, de fadets, de chiens étranges, de gorets énormes envahit, peu à peu, la croisée du chemin. Dans les airs, à cheval sur un manche à balai, arrivent les sorcières; l'une enfourche une énorme citrouille.

Tout est silence... on attend quelque chose. On entend, dans le ciel, un roulement prolongé, puis des aboiements furieux, des cris, des sons de cors, des bruits de chevaux ; peu à peu, le vacarme augmente. Alors, les sorciers, garous et fadets poussent des hurlements affreux ; des haies avoisinantes, débouchent des squelettes enveloppés d'un suaire et traînant des chaînes, avec un grand bruit de ferraille.

— « La chasse Gallery ! » pensent les deux gars, plus morts que vifs.

Le sabbat commence, une ronde effrénée enlace les démons qui tourbillonnent, tourbillonnent toujours ; mais un cri perce la nuit, le coq a chanté ; tout disparaît sous terre, en tournoyant dans un abîme de feu et de vapeurs...

Les deux gars sortent de leur cachette; blêmes et transis, ils gagnent leur ferme, en tremblant ; ils ne parleront jamais de leur histoire, à moins d'avoir bu un coup.

(1) Ces lueurs peuvent être occasionnées par des gaz inflammables, comme on l'explique généralement ; mais le bois pourri, le frêne surtout, émet de curieuses phosphorescences verdâtres.

Bêtes à queue blanche, loups garous, lutins, fadets, feux follets, pierres qui se déplacent, morts qui reviennent, fontaines mystérieuses, arbres étranges, bêtes possédées, chasse Gallery, Juif errant, dames blanches, âmes en peine, chandelles qui se promènent, fées, sabbats, rondes infernales, cris horribles, tout cet effrayant cortège peuple l'imagination inquiète des paysans du Bocage vendéen.

Les bêtes à queue blanche sont des galipotes qui courent la nuit. Le père C... revenait de la foire ; en passant un « échallier » il entendit, derrière lui, un bruit de trot et vit une grosse bête qui le suivait. Quand elle passa l'échalier, à son tour, il lui asséna un grand coup sur la tête. La bête ne dit rien, ne poussa pas un cri, lui sauta sur le dos et l'obligea à la porter, jusqu'à ce qu'il fût arrivé à la maison.

Les loups-garous sont des mauvais chrétiens que le diable oblige à se promener la nuit, de minuit au chant du coq. Le jour, les loups-garous sont des hommes ordinaires : ce sont des gens bien malheureux. Chaque nuit, ils se réunissent, à une croisée de chemins ; en règle générale, tous les sabbats ont lieu à une croisée de routes, à un carrefour, près d'un calvaire en ruines ou d'un dolmen, menhir, pierre levée.

Les lutins sont de mauvais esprits, sortis de l'enfer, pour causer des ennuis aux paysans ; ce sont eux qui mêlent le poil et le crin des chevaux, ou qui font prendre des vices aux bêtes.

Les fadets, ou farfadets, sont des petits gnomes ; ils ne sont pas méchants, si on ne les attaque pas. Ils habitent des trous, des souterrains creusés dans le sol. Nous avons vu un trou à fadets, dans la commune de Saint-Mesmin-le-Vieux (Vendée).

Les soirs d'hiver, quand il faisait bien froid, ils venaient parfois se chauffer, au foyer. Ils étaient muets, riaient souvent sous cape. Ils sortaient spontanément de terre et y rentraient de même. Ils étaient de la taille d'un enfant de 6 ans, mais leur physionomie était celle d'un vieillard. Ils étaient habillés.

Les feux follets, les chandelles qui marchent sont des manifestations du diable, ou des âmes qui reviennent. Un feu follet peut nous poursuivre. Ils se rencontrent près des cimetières.

Il y a des bêtes possédées. Le père B..., brave homme et très sensé, a vu une vache se tenir debout sur la tête et les pattes de devant, pendant un quart d'heure ; elle faisait le « chègne dret » (le chêne droit). Les lièvres, les chats sont possédés également. Ces derniers sont parfois obligés de se faire ferrer les pattes.

Les pierres se déplacent : il en est qui sont un peu fées, comme Mélusine, et y vont de leur petit voyage, une ou deux fois l'an.

Les cloches de l'Eglise ne partent-elles pas pour Rome, le Jeudi Saint ? Seulement, quand elles se déplacent, il ne fait pas bon se trouver devant elles : on serait infailliblement écrasé !

Elles abondent, dans notre bocage, ces grosses pierres de granit, blocs erratiques abandonnés, amas de rochers énormes, dolmens celtiques, pierres branlantes, tournantes, levées, menhirs, etc..., et toutes inspirent au paysan des idées superstitieuses.

Quelques-unes ont servi jadis à faire des sacrifices humains. Le paysan le sait bien, et cela n'est pas fait pour le rendre plus fier.

Au Chiron, commune de Saint-André-sur-Sèvre, il existe une pierre bizarrement taillée. On y a sculpté l'emplacement d'un corps humain, c'est ainsi qu'on y distingue parfaitement la place de la tête, des épaules, du dos et des cuisses. On dirait une table d'opération, mise dans la position de Trendelembourg, le rocher étant incliné à 45 degrés au moins.

On rencontre également, dans les fermes du Bocage,

de gros blocs de rochers, arrondis à la main, et dont la partie supérieure est taillée en excavation circulaire, en forme de calotte.

Ces pierres, de formes bizarres, sont fréquentées, la nuit, par les sorciers. La pierre, du reste, n'est pas inanimée, elle vit, puisqu'elle pousse. Tous les paysans, tous les tailleurs de pierre de la contrée soutiendront cet axiome : « les rochers poussent. »

Il y en a de plus âgés que d'autres, de plus durs, au grain plus compact, plus serré. C'est au son qu'ils rendent, en les percutant, qu'on peut apprécier leur vitalité. Ces manœuvres ont l'air légèrement cabalistiques ! Quoi d'étonnant, puisque les pierres vivent, qu'elles puissent se mouvoir ? Mélusine n'avait qu'à commander aux rochers, ils venaient, tout seuls, s'entasser, les uns sur les autres, pour construire ces châteaux enchantés dont les ruines persistent, de nos jours, et défient encore la tempête.

Le bonhomme G... nous a raconté l'histoire suivante. Entre Châtillon et Cerizay, se trouve, dans un champ, une pierre, de dimension raisonnable, qui repose sur une autre pierre, beaucoup plus petite ; elle y tient par un prodige d'équilibre, mais elle ne remue point. Une bergère gardait, par là, ses moutons, autrefois ; en jouant, elle mit deux gros cailloux, l'un sur l'autre. Ces pierres, depuis, ont poussé d'une façon inégale d'ailleurs, la supérieure se développant plus vite que l'autre. Ces pierres sont fées.

Les pierrres vivent, les fontaines aussi.

Les sources sont fées : leur onde, claire et pure, est parfois mortelle. Il y a des fontaines auxquelles, ayant bien chaud, on peut boire sans inconvénient ; il en est d'autres dont l'eau est pernicieuse et vous « glace les sangs ».

Quelques-unes émettent, l'hiver, des vapeurs étrangers : il ne faut pas s'attarder trop près d'elles, le brouillard se convertit peu à peu en dame blanche qui vous prédit de mauvaises choses.

Il ne faut pas s'étendre à plat ventre, pour s'abreuver aux sources : il faut boire dans le creux de la main, ou avec une paille, en s'agenouillant. En s'étendant complètement, on risque d'être fasciné par les esprits, et entraîné, la tête la première, dans la fontaine.

Quelques sources ont des vertus curatives. La plupart des lieux de pèlerinages possèdent des sources, souvent bien pittoresques. Quelques-unes auraient jailli spontanément, à l'occasion d'un miracle. L'eau de Lourdes est trop répandue, de nos jours, dans les campagnes, pour que l'on songe à utiliser l'eau des fontaines de la région, dans un but thérapeutique.

Ce culte, très ancien, a presque complètement disparu.

Les arbres ont parfois des vertus bizarres. A Maison-Pré, une vache tournait toujours avec insistance, près d'un vieux chêne : elle ne mangeait pas, et pourtant elle ne maigrissait pas et se portait bien. Ce manège durait depuis longtemps, lorsqu'un jour des paysans, intrigués, se décidèrent à visiter l'arbre. Dans une anfractuosité du tronc, ils découvrirent une statue de la Sainte Vierge, fort ancienne. En grande pompe, on la transporta, dans une chapelle, bâtie tout exprès, à quelques pas, près d'une fontaine. Dans la suite, il y eut de nombreux miracles.

La lune n'est pas dépourvue d'un certain pouvoir. Elle mange les pierres, hâte ou détruit, à son gré, les bourgeons des arbres ; elle loge, dans son sein, l'apôtre illustre de Jésus, saint Jean, comme dit la chanson :

« Lune, Lune,
« Belle brune,
« Saint Jean,
« Qui est dedans,
« Baptisant

« Les p'tits enfants,
« Quatre à quatre,
« Sur un banc... »

Le ciel est, du reste, habité par de nombreux personnages légendaires. Lorsque le vent souffle en tempête, brise les arbres, arrache les tuiles des toits, c'est Gallery, seigneur sans religion, qui poursuit son cerf, avec sa suite de démons et de sorciers.

Parfois, le tonnerre gronde, l'éclair zèbre la nue. Les enfants se cachent, craintifs, dans la chambre : la mère de famille les rassure, se signe à chaque éclair et murmure cette prière :

« Sainte Barbe et Sainte Fleur (?),
« Implorez notre Seigneur !
« Partout où cette prière se dira,
« Jamais tonnère ne tombera ! »

Dans leur imagination naïve, les paysannes croient que le Bon Dieu est en colère, lorsqu'il fait de l'orage.

Ou bien la terre tressaille, des grondements se font entendre, dans ses entrailles. Le paysan et sa famille se réunissent ensemble, disent des prières. Des processions, des cérémonies publiques sont ordonnées, pour apaiser le courroux du ciel.

C'est pour avoir encouru sa vengeance que le Juif Errant continue son métier de globe-trotter. Sa légende est vivace dans le Bocage. Elle est perpétuée par l'image d'Epinal que l'on colle, près de la fenêtre, dans les fermes.

« Il n'est rien sur la terre,
« Qui soit si surprenant
« Que la grande misère
« Du pauvre Juif-Errant ! »

Pas une paysanne ne vous croirait, si vous souteniez que cette histoire est une fable. Le Juif Errant existe et existera jusqu'au jugement dernier.

Il peut se présenter, chez vous, sous l'image d'un mendiant très âgé : il faut lui faire l'aumône, comme à tous les malheureux.

Cette pensée est la belle conclusion de la légende. Il faut reconnaître, du reste, que les populations du Bocage sont charitables.

Moins poétique est la légende de l'Ogre. On l'a tellement de fois contée aux petits enfants que ceux-ci, en grandissant, ont fini par croire à la réalité de la légende. Il existe donc, ce Gargantua, toujours inassouvi, digne pendant de Barbe Bleue, qui, dans son château de Tiffauges, tua ses sept femmes.

Les fêtes du Sabbat ont lieu, entre minuit et trois heures du matin. Là se rend tout le cortège des damnés et des bêtes infernales, lesquels, à la pâle clarté des feux follets, dansent une ronde sinistre, aux embranchements des routes, sur les landes désertes, près des menhirs mystérieux.

A ces fêtes du Sabbat, se rendent aussi les sorciers.

Les sorciers, dans le Bocage ? ils sont légion ! La croyance aux sorts, maux donnés, est loin de disparaître; elle se manifeste tous les jours.

Sans être sorcier, on peut « faire de le physique », c'est-à-dire, faire subir à ses ennemis des tribulations étranges, incompréhensibles; on peut savoir lire, dans les livres de magie, dans ces ouvrages où il est défendu de tourner une page, à moins de faire un pacte avec le diable. C'est qu'en tournant le feuillet on lit des choses effrayantes, et l'on voit des images épouvantables, œuvres du démon.

Si on ne va pas à la messe, au moins une fois l'an, à Pâques, « si on n'a pas de religion », il est indéniable que l'on coudoie le diable de très près. De toute façon, on peut donner un sort.

Le sorcier ne peut pas vivre sans donner un sort, de temps en temps ; le diable le tourmente, il faut qu'il attrape quelqu'un : à défaut de victimes étrangères, il se vengera sur sa famille, sur ses enfants, sur lui-même.

C'est le bétail, qui ne veut plus manger, puis dépérit et crève. C'est la maladie, la malchance qui s'abat sur une famille ; ce sont des visions étranges, des bruits mystérieux, des choses extraordinaires.

Le tout est le résultat d'un sort, d'un mal donné.

Les anecdotes abondent, mais le cadre de notre étude ne nous permet pas de longues digressions. Nous ne citerons que les plus saillantes ; il faut avoir vécu dans le pays, pour en goûter toute l'originalité.

C'est le crépuscule d'une soirée d'été, en juin, au moment de la fenaison, les paysans se hâtent de charger une dernière charretée de foin, car le ciel est chargé d'orage, et la pluie va tomber. Enfin, la dernière fourchée est mise, le foin solidement amarré sur le véhicule.

Heureux de voir leur dur labeur terminé, les gars « hiouppent » (1) vigoureusement. Un coup d'aiguillon, un appel à l'attelage, rien ne bouge... « Stetit hasta tremens », et tels, les bœufs tremblants restent cloués au sol. La charrette n'est pourtant pas embourbée, le sol de la prairie est dur, sec et solide.

Les appels se succèdent : « Hardi, Jaunet ! En avant, Vigilant ! Hue Turco ! Aïe donc, Sans-Peur ! »

Rien ne bouge, les quatre bœufs restent cloués au sol. De guerre lasse, les domestiques vont chercher deux autres bœufs, qu'on attelle, au devant des autres.

Les exhortations recommencent. La charrette n'avance pas d'un pouce.

« Elle est enrayée, dit un gars, faut mettre le foin sur une autre charrette. »

(1) Le hiouppage est un cri spécial au Bocage vendéen. C'est une imitation du cri de la chouette ; ce cri est devenu historique et a contribué à donner le nom de Chouans aux paysans, « chats-huants »

8

On débarrasse vivement le véhicule du foin qu'il contient.

La charrette vidée n'avance pas, malgré les six bœufs et les coups qui les excitent.

« C'est un tour de sorcier, dit un gars, il n'y a rien à faire! »

Tous deviennent pâles, et certains se signent, à la dérobée. Soudain, un homme s'approche. Dans l'ombre naissante, il est venu sans bruit, inaperçu. Les jeunes gens se retournent à sa voix.

— « Eh! les gars! on n'est pas en avant, ce soir!...

— « Le v'la, le sorcier! » murmurent les domestiques!

C'est qu'on n'est pas trop fixé sur le compte de l'intrus. Il passe pour faire des tours de physique; il a les paupières rouges, l'air bizarre. On n'ose toutefois s'y frotter, malgré l'envie que l'on aurait de se venger de lui.

— « Allons! allons! v'là qu'on travaille de nuit, maintenant, et que la soupe attend, à la maison, dit le sorcier; je vois ce que c'est; je vais vous aider, vous allez partir tout de suite. »

En disant ces mots, il fait nonchalamment le tour de l'attelage, en regardant le bas des roues.

— « Allons! en route, les gars! Laissez deux bœufs sur la charrette, je vais vous aider à recharger le foin! »

Rapidement, les ordres s'exécutent.

La charrette, rechargée, part à toute allure, à la première sommation faite aux bœufs.

Le sorcier, resté seul, éclate de rire.

Son envoûtement était simple. Pendant que les valets s'occupaient à charger le foin, il est passé près de la charrette; devant les roues, il a mis un fil, un petit fil de lin, et s'en est allé, comme il était venu.

Ce fil a suffi pour immobiliser l'attelage.

Il est vrai que ce n'est pas une ficelle ordinaire. Sa préparation est même délicate. Toutefois, on a bien voulu nous la confier, à la condition de ne pas la divulguer.

Nous manquons à notre parole, tant pis! On choisit un fil à coudre ordinaire. Quand on est appelé, — ce qui est fréquent dans un village, — pour ensevelir un mort, on a soin, sans que personne le voie, de faire passer ce fil, avec une aiguille, à travers la peau du cadavre.

Le fil conserve indéfiniment ses propriétés. Il suffit de le placer devant les roues d'une charrette, pour empêcher celle-ci d'avancer.

Il y a cependant quelques préceptes, pour éviter d'être touché par le sort. Lorsque l'on rencontre quelqu'un que l'on suppose être sorcier, il faut croiser le pouce de chaque main, avec les autres doigts, en d'autres termes fermer la main en comprimant le pouce, et dire mentalement trois fois : « Abrenuntio. »

Malheureusement, il n'y a pas que les hommes qui soient sorciers ; les bêtes le sont aussi, et le problème se complique. Il y a des lièvres, des chiens, des oiseaux qui sont sorciers, il y a aussi les loups garous et les galipotes.

X... nous raconta le fait suivant : à peine marié, il avait pris, à ferme, une métairie, dans les Deux-Sèvres. Quelques jours après son entrée dans cette terre, il vit distinctement, deux fois par jour, matin et soir, une grande chèvre blanche qui rôdait autour de lui.

Ces façons d'agir l'intriguèrent, au point qu'il se garda bien d'en parler à personne.

Les choses durèrent ainsi pendant des mois. Un soir, au moment du battage du blé, agacé de voir toujours cet animal rôder, près de lui, il pria ses domestiques de chasser la bête.

Ceux-ci, le croyant ivre, sans doute, lui rirent au nez.

Pendant deux années consécutives, il la vit ainsi, soir et matin. Un domestique la vit également une fois (cela devait être un lundi ; au lendemain du dimanche, la vue est trouble).

Un matin enfin, il trouva la maudite bête couchée près d'un bâtiment à bestiaux et lui lança un gros bâton.

Celle-ci fit un bond effrayant et disparut. Il ne la revit jamais : c'était une galipote.

Généralement, on est sorcier de père en fils ; la faculté de donner des sorts se transmet aux générations futures. Nous connaissons un père de famille soupçonné d'être sorcier et dont les enfants éprouvent les plus grandes peines à se marier, ou à s'établir.

Le sorcier s'incarne dans le corps d'un animal : chèvre, chien errant, lièvre, etc... ; les animaux transformés sont les galipotes.

Elles sont presque inconnues aujourd'hui. En tous les cas, on n'en parle guère, mais on y croit toujours.

Les oiseaux sont sorciers : la frésaie, nom vulgaire de l'effraye commune (stryx flammea), est un oiseau sinistre, qui annonce la mort. Lorsqu'une personne est gravement malade et qu'une frésaie fait entendre son cri lugubre, dans le voisinage de la maison, il est certain, pour la famille, que la mort ne tardera pas à entrer dans la maison.

Par contre, la chouette, le hibou, n'inspirent aucune crainte : ce sont même des oiseaux préférés des Chouans, la chouette surtout, dont ils ont adopté le cri et qui leur a valu leur surnom.

Que faire, contre un mauvais sort ? D'abord, se purifier, communier, faire dire des messes, mettre de l'eau bénite aux endroits convenables, enterrer vivant un chat blanc, aller voir un autre sorcier, aller voir les sommambules, ou les dormeuses...

En réalité, il n'y a rien à faire, quand on est bien ensorcelé. Il faut subir patiemment son sort.

Sans être sorcier, on peut faire de la « physique ». Une jeune fille veut-elle connaître les traits de son futur mari ? A minuit précis, elle regarde dans un miroir et voit le visage de l'amant, ou bien un cercueil, si elle doit mourir avant d'être épouse.

Quelqu'un qui connaît la physique peut faire trembler votre maison, y faire entendre des bruits de toutes sortes, simulant les esprits frappeurs modernes. Des maisons hantées comme celle-ci ne se vendent jamais bien cher. Connaissant la répulsion instinctive des paysans pour les habitations visionnées, certains acheteurs malins, sans être sorciers, savent comment s'y prendre pour les avoir, à bon compte. Du reste, le procédé est simple. Vous prenez un chat de gouttière ; tout en le maintenant solidement, vous lui plongez les quatre pattes dans des coques de noix remplies de cire bien chaude. Vous attendez que la cire soit sèche et vous lâchez le chat dans le grenier, après avoir fermé toutes les issues. — Quelques secondes après, vous entendez un joli tintamarre !

Avant de terminer cet aperçu des superstitions du Bocage, il est nécessaire de dire quelques mots du diable et des chercheurs d'or.

Le diable est un personnage qui n'a rien de mystérieux. La légende chrétienne de l'enfer et du paradis est acceptée, en toute confiance, par les paysans. Nous n'essayons pas de discuter avec eux, à ce sujet.

Il n'y a pas un paysan du Bocage qui ne croie à l'existence de Dieu, de Jésus ; il n'y en a pas un qui ne croie au Diable, à Satan.

Ceci n'est plus la légende, c'est la religion, et tout ce que dit la religion est indubitable.

Le diable existe : c'est un fort méchant sire. Roi des sorciers et des animaux fantastiques, il préside toutes les manifestations infernales. Il peut prendre toutes les formes possibles ; mais, le plus souvent, il se présente sous la livrée classique du loup-garou, ou bien sous l'apparence d'un riche seigneur, habillé de rouge.

Il a deux cornes et une grande queue, mais il peut dissimuler ces appendices gênants, quand il lui plaît.

Un officier de l'Etat-Major vint, il y a quelque temps, relever des points stratégiques, pour la carte du ministère de la Guerre. Il était seul, en automobile. — Quelques petites filles, revenant de l'école, l'aperçurent. L'auto, l'uniforme, le bruit du moteur, les arrêts et départs subits, les opérations générales de trigonométrie suffirent pour donner, à l'intrus, un caractère extraordinaire.

Elles avaient vu le diable !

On en parla longtemps, dans le pays.

Le diable est malin, il cherche à faire mal, pour son plaisir.

Il s'attaque aux gens qui ont de la religion, comme aux athées. Souvent il propose de faire un pacte avec lui. On voit des gens, dans le pays, qui ne travaillent pas, qui n'ont point de revenus, et qui vivent largement, quand même. Il est à peu près sûr que ces gens-là ont fait un pacte avec le diable.

Il en est d'autres qui sont toujours heureux ; tout leur sourit, tout leur arrive bien : il y a des chances qu'ils aient fait un pacte, eux aussi, avec le diable.

Enfin, il y a de pauvres misérables, sur lesquels s'acharne la misère, qui sont malheureux au point de mendier leur pain. Du jour au lendemain, ils deviennent heureux et riches : ils ont fait un pacte, eux aussi.

Pour faire un pacte avec Satan il ne faut point avoir de religion, puisque l'Eglise le défend. Il faut invoquer le Diable qui viendra à votre appel, et vous donnera, en échange de votre âme, toutes les félicités terrestres.

Après la mort, vous brûlez en enfer, pendant l'éternité ! Le pacte se signe avec le sang du mortel, car il est nécessaire de donner un reçu, au roi des Enfers.

Le diable peut vous tenter, en prenant les apparences d'une jolie femme, d'un bon vieillard, d'un bel enfant. Il erre près des endroits de plaisir. Il fréquente tous les Sabbats.

Le diable est adoré par les francs-maçons, qui sont des sorciers redoutables et n'ont qu'un but : détruire la sainte religion chrétienne.

Le diable fuit au plus vite, devant l'eau bénite et devant le signe de la Croix.

Le diable peut entrer dans le corps d'un chrétien ; dans ce cas, le malade est possédé du démon. Les prêtres peuvent essayer de chasser l'esprit du mal, mais ils n'y réussissent pas toujours, et cela les fatigue beaucoup.

Satan peut prendre toutes les formes qu'il lui plaît. C'est sous l'apparence d'un chien, d'un chat, d'un serpent qu'il peut vous rendre visite. En règle générale, il faut se méfier des animaux que l'on ne connaît pas.

Ce qui le rend fort, c'est l'impiété des hommes et leur amour de l'or.

L'or ! Le métal jaune aux reflets de soleil, inaltérable et fascinant, qui procure toutes les jouissances terrestres. L'or ! Métal rare et si difficile à acquérir, qui représente tant de journées de peines et de labeurs !

De tout temps, autrefois plus encore qu'aujourd'hui, l'or a presque fasciné l'esprit des paysans. Un bas de laine, plein de louis d'or, rend le paysan l'égal de Rothschild !

Avec quel soin, le cultivateur entasse et conserve les louis, les vieux surtout, les « louis à lunettes », plus jaunes, plus mats que les monnaies modernes et sans doute meilleurs, pense-t-il !

Le billet de banque est bien joli, avec ses fines gravures, mais c'est du papier, et autrefois, il n'y a pas si longtemps, les assignats sont venus à rien.

Aussi, quand il a un paiement à faire, le cultivateur, en général, préfère-t-il donner des billets, plutôt que de l'or (1).

On ne sait jamais !...

Il y eut toujours des chercheurs d'or, de trésors, de richesses enfouies.

A quelques centaines de mètres de la gare de Cerizay (Deux-Sèvres) existe un trou circulaire, creusé en entonnoir, de vaste dimension, rempli d'une eau noirâtre sur laquelle s'étalent de larges feuilles de nénuphars ; l'aspect général est sinistre. A en juger par la quantité considérable de terre extraite, que l'on a disposé tout à l'entour et qui forme une petite colline, l'excavation doit être très profonde. Certains prétendent même que l'on n'a jamais pu en trouver le fond ; ce qui est une pure légende.

En tous les cas, une charrette, attelée de quatre bœufs, y disparut, un beau jour, sans laisser de traces.

Dans quel but a-t-on creusé ce trou, « la gour », comme on dit ?

Voici ce que racontent les vieux à ce sujet : Il y a bien longtemps, une bergère filait, en ces parages, tout en gardant ses blancs moutons. Elle y laissa choir son fuseau, et, se baissant pour le ramasser, remarqua dans le sol un petit sillon très fin, de couleur jaune. Avec son couteau elle gratta un peu de terre, le petit filon continuait toujours, en s'enfonçant dans le sol. Le soir venait qu'elle avait déjà creusé un trou assez vaste ; à mesure qu'il s'approfondissait, la veine jaune semblait augmenter d'épaisseur.

La petite bergère prit, dans sa main, un peu de ce

---

(1) En Vendée, pendant la période des inventaires, l'or commençait déjà à devenir rare.

métal jaune et l'apporta à son maître, le « seigneur », selon le terme du pays.

Celui-ci découvrit sans peine que c'était de l'or . Aussitôt, tous les serfs furent employés à creuser, creuser toujours dans le sol, à la recherche du précieux filon. Celui-ci croissait avec la profondeur.

Déjà, le puits était très profond et très large ; le filon avait la grosseur de la cuisse ; nuit et jour, on travaillait à son extraction. Un beau jour, une trombe d'eau jaillit sous la pioche, submergeant tout, envahissant le puits, en un clin d'œil. Malgré toutes les tentatives, on ne put jamais le tarir.

Voilà la légende, voici la réalité. Il y a quelques années, hanté sans doute par l'idée d'une mine d'or ancienne et encore exploitable, on tenta de vider « la gour ». Malgré deux puissantes pompes à vapeur, on n'y put parvenir. Rendue à un certain niveau, l'eau se refusait absolument à baisser, et l'on dut abandonner les travaux.

Les trésors cachés préoccupent bien encore l'esprit de nos paysans. Que ne feraient-ils, pour les acquérir? Mais malgré les baguettes magiques et les incantations des somnambules, la terre garde son secret.

CHAPITRE III

Vieilles chansons.

Laissons là les sorts, les sorciers et le diable.

L'imagination populaire du Bocage vendéen se manifeste, de façon moins fantastique et moins cruelle.

Le paysan n'est pas un chanteur, les belles voix sont rares, dans le pays. On ne chante pas, on crie surtout.

Le dimanche, les jours de fêtes, dans les noces, aux repas, au cabaret, dans les rues des bourgs, au labourage, le paysan chante, les jeunes gens surtout. L'un d'eux entonne une chanson, sur le registre le plus élevé qu'il peut avoir, ce qui lui donne une voix de fausset; lorsqu'il a fini le refrain, les autres « répounent », c'est-à-dire répètent en chœur. On chante en troupe, en scandant le pas et en se tenant par le bras. Des bandes de 12 à 20 jeunes gens parcourent ainsi les rues des bourgs ; ils n'aiment pas beaucoup se disloquer.

La chanson est interrompue par de fréquents « hiouppages », imitant autant que possible le cri de la chouette, signe de ralliement des Chouans.

Ces chansons sont souvent assez spirituelles, le bon sel gaulois n'y manque pas, les seigneurs, curés, moines, maris malheureux, femmes légères, y sont passés en revue. Rarement la chanson revêt un caractère licencieux. Celles que nous avons recueillies sont, croyons-nous, inédites, la plupart sont très anciennes.

Vieilles chansons que l'aïeul a chantées, au petit-fils au berceau, et qui nous reviennent du passé, fredonnées par bien des générations disparues aujourd'hui. Vieux refrains, témoins des joies, des douleurs, des rancunes, des amours des serfs d'autrefois ! Vieux couplets rimés, au rythme étrange, qui ont chassé les chagrins de l'heure et donné au malheureux un peu de joie au cœur !

Avant de les laisser retourner, vers leur passé déjà lointain, n'est-il pas bon de les écouter, une dernière fois : c'est un peu de l'âme du bocain qui chante dans ces rimes.

Pour débuter, *Jean Bête*, fils de famille riche, mais auquel l'intelligence n'est pas échue en partage, type du mari cocu et content, comme tant d'autres :

Jean Bête

I

Quand Jean Bêt' venit au minde,
Il est venu tout nu,
D'une manier' ben fringante,
On l'a revêtu.
Depis les pieds jusqu'à la tête,
On l'emmaillota,
Beaucoup de gens, et dau gens bêtes
Ont des poupons comm' çà

II

Jean Bête allait à l'école,
Il n'apprenait rin.
Mais sa mèr' qu'en était folle,
Disait qu'il faisait bien.
Rien lui entra dedans la tête,
Rien lui en sorta,
Beaucoup de gens et dau gens bêtes
Sont instruits comm'ça !

III

O prit envi' à Jean Bête
De s'y marier,
Avec la plus joli'femme
Qu'il a pu trouver.
Oh ! mais bientôt dessus la tête,
Il lui en poussa !
Beaucoup de gens, et dau gens bêtes
Sont coéffés comm'çà

IV

Et bien souvent, les jours de fête,
O nous arriva
D'trouver dau gens et dau gens bêtes,
Des papas comm'ça !

La satire n'est pas méchante, et elle est assez spirituelle.

Voici maintenant une chanson que l'on chante à un mariage, à la fin du repas du soir, avant que la mariée ne quitte la salle, au bras de son époux ; elle est assez de circonstance :

Furgaille

I

Min père m'a marié',
Jamais i m'en irai.
En mariage il m'a donné
Furgaille (*bis*)
Jamais i m'en irai,
Sans qu'la marié'sèch' furgaillée !

II

En mariage, il m'a donné
Jamais i m'en irai,
Un vieillard pouét à min gré.
Furgaille (*bis*)
Jamais i men irai,
Sans qu'la marié sèch'furgaillée

III

Un vieillard pouet à min gré,
Jamais i m'en irai,
S'il me bat, i m'en irai
Furgaille (*bis*)
Jamais i m'en irai
Sans qu'la marié'sèch'furgaillée !

IV

S'il me bat, i m'en irai,
Jamais i m'en irai,
Je m'en irai au bois jouer
Furgaille (*bis*)
Jamais i m'en irai
Sans qu'la marié'sèch'furgaillée !

V

Je m'en irai au bois jouer
Jamais i m'en irai,
Avec les jeunes écoliers.
Furgaille (*bis*)
Jamais i m'en irai
Sans qu'la marié' sèch'furgaillée.

VI

Avec les jeunes écoliers,
Jamais i m'en irai,
Ils m'apprendront à chanter
Furgaille (*bis*),
Jamais i m'en irai
Sans qu' la marié ' sèch' furgaillée.

FIN

C'est maintenant la jeune fille qui se rend au moulin et qui en ramène son sac et..... autre chose.

La meunière.

I

C'est une demoiselle
Qui s'en va-t-au moulin (*bis*).
Meunier, meunier, dit-elle,
Moudriez-vous mon grain ?

REFRAIN

Tra deri dera là là ah! ah!
Là là là la deri la la la lère!

II

— Pas aujourd'hui, ma belle,
Attendez à demain (*bis*),
Je piquerai la meule,
J'empaill'rai mon moulin.

REFRAIN

III

La belle était contente
D'attendre au lendemain (*bis*);
Le lend'main, ell' retourne,
Pour y faire moudr' son grain.

REFRAIN

IV

Ass'yez vous là, ma belle,
Mon moulin i va bien (*bis*).
La bell' s'est endormie,
Au tic tac du moulin.

REFRAIN

V

La bell's'est endormie
Au tic tac du moulin (*bis*).
Quand la belle s'éveille,
Elle trouv' son sac plein

REFRAIN

VI

Qu'est qu'o dira ma mère
De voir mon sac plein? (*bis*)
— Si ell' n'est pas contente,
Renvoyez-la demain.

REFRAIN

FIN

Voici une vieille chanson; c'est un vieillard du Bocage qui nous l'a chantée. Sur un motif lent, étrangement triste, elle évoque la misère et la résignation du serf; bien modestes sont les ambitions du malheureux.

La chaumière.

I

De tous les riches d'à présent
Je n'envie point leurs largesses!
Moi, je suis qu'un pauv' paysan
Qui vient de perdre ses richesses.
La mort me ravit aujourd'hui
La plus aimable ménagère,
Voyez comment je suis réduit,
J'ai six enfants dans ma chaumière.

II

Le matin,quand je vais aux champs,
Pour exercer mon labourage,
Je laisse mes petits enfants,
A gouverner mon p'tit ménage.
Le soir, quand je rentre chez moi,
Pour m'y faire oublier leur mère,
Iles sont tous autour de moi
M'y r'consoler, en ma chaumière.

III

Je n'avais aucune douleur,
Parmi ma petite famille,
A présent j'y verse des pleurs
Quand j'aperçois ma petit'fille.
Elle représente à mes yeux
Le portrait de sa pauvre mère;
Par les tourments les plus affreux;
Je suis réduit en ma chaumière.

IV

Ah! si je pouvais parvenir
A él'ver ma p'tite famille,
Peut-être un jour, à l'avenir,
Je verrai marier ma fille.
Alors, mon garçon serait grand,

Je lui f'rai labourer la terre,
J'aurai espoir, en mes vieux ans,
De vivre heureux dans ma chaumière.

V

. . . .

. . . .

Quand le moment sera venu,
Qu'on r'tranche le fil de ma vie,
Tous mes amis m'enterreront,
Quand j'aurai fini ma carrière
Et mes enfants partageront,
Mon peu de bien et ma chaumière.

FIN

I

Une variante de **Furgaille**,

Mon père i m'a marié,
J'ai le cœur tout endeurdeurliroté,
En mariage il m'a donné.

REFRAIN

Joli deur, joli deur,
J'ai le cœur tout endeurdeurlideurdeur,
J'ai le cœur tout endeurdeurliroté.

II

En mariage, il m'a donné
J'ai le cœur tout endeurdeurliroté
Un vieillard pouèt à min gré.

REFRAIN

. . . .

La suite continue, sur le même motif, et avec les mêmes paroles que « Furgaille ».

La Chambrière du voisin

I

La chambrièr' de notre voisin,
Hé ! Hé ! All est jolie !
La chambrièr' de notre voisin
All est, all est jolie !

REFRAIN

All est (*quater*)
All est (*bis*)
Jolie !

II

Alle s'en va en son jardin,
Hé ! Hé ! all i deraire ;
All s'en va en son jardin
Et pi mey (*ter*) aussi.

REFRAIN

Pi mey (*quater*)
Pi mey (*ter*)
Aussi.

III

Ol était au bord d'un foussis,
Hé ! Hé ! all i deraire ;
Ol était au bord d'un foussis,
Que j'li, que j'la, que j'la raccrochtis.

REFRAIN

Que j'l'i,que j'la (*quater*)
Que 'li, que j'la (*ter*)
Que j'la raccrochtis.

IV

Et quand o fut dans thio foussis,
Hé ! Hé ! all i deraire ;
Et quand o fut dans thio foussis,
O ! devinez ce que j'en fis !

REFRAIN

Ce que (*quater*)
Ce que (*ter*)
J'en fis.

V

Ol'était que je l'embrassis
Hé ! Hé ! all i deraire ;
Oll'était que je l'embrassis
Dedans (*ter*) thio foussis.

REFRAIN

Dedans (*bis*), ol'était dedans,
Dedans (*ter*)
Thio foussis,

VI

Et all o s'a trouvée si bin ;
Hé ! Hé ! all i deraire ;
Et all o s'a trouvé si bin,
Qu'ell' me, qu'ell' m'en, qu'ell'me remercie.

REFRAIN

Quell' me, qu'elle m'en (*quater*)
Qu'ell' me, qu'ell' m'en, qu'ell' me
Remercie.

ADRESSE

Et quand vous pass'rez d'vant chez nous,
Hé ! Hé ! all'i deraire,
Et quand vous pass'rez d'vant chez nous,
J'vous f'rai manger de la soupe aux choux !

FIN

Tout est bien qui finit bien. La fille est contente et le gas aussi.

Les nonnes, elles-mêmes, n'échappent pas toujours aux tentations de la chair. Oyez plutôt.

La chanson de la nonne.

I

Ol était une nonne de l'ave maria
Qui s'en allait à vêpres, son livr'dessous son bras.

REFRAIN

Son voil' par ici, son voil' par là,
Son voil' qui volait, qui volait } *bis*
Son voil' qui volait au vent }

II

Qui s'en allait à vêpres, son livr'dessous son bras
En son chemin rencontre le fils d'un avocat.

REFRAIN

III

En son chemin rencontre, le fils d'un avocat
— Si vous n'étiez pas nonne, je vous embrass'rais là !

REFRAIN

IV

Si vous n'étiez pas nonne, je vous embrass'rais là !
— Et quoique je suis nonne, cela n'empêch'ra pas.

REFRAIN

V

Et quoi que je suis nonne, cela n'empêch'ra pas.
Il la prend, il la jette, sur les pois qu'étaient là.

REFRAIN

VI

Il la prend, il la jette, sur les pois qu'étaient là,
Et les pois qu'étaient secs faisaient ferli-ferlà.

REFRAIN

VII

Et les pois qu'étaient secs faisaient ferli ferla.
La mère nonne arrive. « Mon fils, que fait's vous là ? »

REFRAIN

VIII

La mère nonne arrive. « Mon fils, que fait's vous-là ? »
— « J'apprends à votre nonne son Ave Maria. »

REFRAIN

IX

— J'apprends à votre nonne son Ave Maria,
« Car, ma foi, je le jure, je crois qu'elle le sait pas ?»

REFRAIN

FIN

Le curé, lui-même, laisse parfois le froc aux orties.

La robe du curé

I

C'est l'curé de chez nous, qui va voir les bergères
Quant il est fatigué de sa vieill'chambrière ;
En son chemin rencontre une jeune beauté.
C'est la plus jolie fille qu'il ait rencontré.

II

Tous les deux sont allés dans une forêt sombre,
Mais bientôt le curé a-t-aperçu une ombre
—« Il vient un homme là, dit le curé, je suis mort ! »
Il quittit sa grand'robe, pour couri plus fort.

III

L'curé s'en est allé dedans son monastère
Il trouvit son valet auprès d'sa chambrière.
— « Valet ! valet ! ah ! gredin de valet !
J'ai perdu ma grand' robe pour le même effet ! »

IV

Le dimanche suivant, le vicaire' fit un prône,
Dans le prôn' qu'il faisait, parlait que de la robe
— « Rendez, rendez la robe du curé !
Au bois, avec les filles, il n'ira plus jouer ! »

FIN

Heureusement qu'il existe de bons moines pour sévir contre la licence des mœurs.

La préface

I

« ! Hélas ! mes frères, qu'est-ce ceci ?
Vivrez-vous toujours sans soucis ?
Vous mang'rez certainement
Tous les biens du couvent,
Vous mettez tout au précipice ! »
— « Frèr' nous faisons bien le service ! »

II

« Vous fait's le service du vin,
Et non pas celui du divin ;
Vous remplissez votre corps,
Vous êtes tous du même accord,
Vous avez tous le même vice.
— « Frèr' nous faisons bien le service ! »

III

. . . .
. . . .

Vous commandez à vos valets,
Qu'ils rincent verres et gobelets
Quand ils sont vides, qu'on les remplisse !
— « Frèr' nous faisons bien le service ! »

IV

C'est comm' ce bon frère Thibeaud,
L'estomac par derrière le dos,
C'est lui qui le plus souvent
N'peut trouver la porte du couvent ;
Il s'en va tout droit à l'office.
— « Frèr', nous faisons bien le service ! »

V

Et vous donc, ô frère Simon,
Pourquoi n'étiez-vous pas au sermon ?
Le cordier a bien prêché
Vous en auriez été touché,
Il a parlé sur tous vos vices.
— « Frèr' nous faisons bien le service ! »

VI

Et vous, frèr' Thomas,
Que faisiez-vous hier soir là-bas,
Derrière le mur du couvent,
Avec cett' jeune fill' de quinze ans ?
Vous ne pensiez qu'à la malice.
— « Frèr', je faisais bien mon service ! »

VII

Et ce bon frère Xavier,
Qui sort de chez le charcutier,
Cachait sous son capuchon
Un énorm' tronçon de jambon
Et un gros morceau de saucisse.
— Frèr', nous faisons bien le service ! »

VIII

Làs ! mes frères, ce n'est pas assez,
Priez Dieu pour les trépassés :
Les bienfaiteurs de ce couvent
Qu'ils remplissent nos coffres d'argent,

Ceuss' qui font bouillir la marmite.
— Frèr', nous ferons bien not' service ! »

FIN

Toujours ces sacrés moines ! Au moins, celui-ci attrape une bonne leçon.

La Chanson du moine.

I

Un petit moine, qui est dans les couvents,
Tant belle joli' dame, il va la voir souvent,
Ell' lui a dit : « Mon p'tit mignonné ! bon frèr' Nicolas,
Venez-y sur les huit heures, mon mari n'y sera pas !

II

Le pauvre moine, sur les huit heures s'en va.
La tant belle joli', dame, la porte elle lui ouvra.
Ell' lui a dit : « Mon p'tit mignonné, bon frèr' Nicolas,
« Montez-y dedans ma chambre, je vous suivrai pas à pas! »

III

Le pauvre moine dans la chambre il monta
La tant belle joli' dame le suivait pas à pas.
Ell' lui a dit : « Mon petit mignonné, bon frèr' Nicolas,
« Donne z'y donc ta grand'bourse, parce qu'elle t'y gênera ! »

IV

Le pauvre moine sa grand' bourse lui donna.
Tant belle joli' dame, la prend et la serra.
Ell' lui a dit : Mon p'tit mignonné, bon frèr' Nicolas.
« Quitte z'y donc ta grand' robe, parce qu'elle t'y gênera ! »

V

Le pauvre moine, sa grande robe il quitta.
Tant belle joli' dame la prend et la serra,
Ell' lui a dit : « Mon p'tit mignonné, bon frèr' Nicolas,
Quitte z'y donc ta culotte aussi, elle t'y gênera ! »

VI

Le pauvre moine, sa culotte il quitta.
Tant belle joli dame la prend et la serra.
Ell' lui a dit : « Mon p'tit mignonné, bon frèr' Nicolas,
Sors y donc voir à la porte si mon mari ne vient pas ! »

VII

Le pauvre moine à la porte il sorta.
Tant belle joli' dame, la porte elle lui barra.
Elle lui a dit : « Bon frèr' Nicolas, bon frèr' Nicolas,
Comptes-y donc les chevilles, tu sauras combien y en a ! »

VIII

« Ma bonne dame, rendez-moi mon argent !
L'argent d'un moine appartient au couvent ! »
Elle lui a dit : « Bon frèr' Nicolas, bon frèr' Nicolas,
Mon mari fera la noce pendant qu'elle durera ! »

IX

« Ma bonne dame, rendez-moi mon habit !
L'habit d'un moine pourrait jamais servi ! »
Elle lui a dit : « Bon frèr' Nicolas, Bon frèr' Nicolas !
L'y mettrai dans la teinture, mon mari le portera ! »

X

Le pauvre moine au couvent s'en r'tourna
Trouva un frèr' lui raconta ce tour là.
Il lui a dit : « Bon frèr' Nicolas, Bon frèr' Nicolas !
Que Dieu béniss' la grivoise qui vous a joué c'tour-là ! »

FIN

Tantôt, c'est la femme, malade, qui geint et se plaint, seule au lit, alors que le mari est à boire, au cabaret, elle regrette bien son temps de jeune fille, et trouve que l'amour n'est qu'un leurre.

Quand i sis dans min lit couchaie,
Que la fièvre m'y mange
Qui n'aie rin peur me délassaie
Dau maux qui me démange
Qu'in peu d'eau fréde en min pichet
Dau pain, dau burre, peur ô graissé
I s'y trempant tchieu là qui crayant
D'être lur aise en leur ménage.

FIN

Voici une vieille chanson, les Vêpres de Bretignolles, curieuse par son rythme et son harmonie, quasi imitative du son des cloches :

Les vêpres de Bretignolles.

I

D'où t'en vins tu dan,
Dan tan mirlibodin
D'où t'en vins tu dan,
Mon ami doux ?
— M'en vins d'la foire.

II

T'as la parole bé rude
Dan tan mirlibodin
T'as la parole bé rude
Mon ami doux !
— Sis malade aussi.

III

Si tu meurs, vour t'enterr'rons nous ?
Dan tan mirlibodin
Si tu meurs, vour t'enterr'rons nous
Mon ami doux ?
— Sous la table.

IV

Les chiens te mang'ront là ?
Dan tan mirlibodin
Les chiens te mang'ront là
Mon ami doux !
— Vous les virerez.

V

Avec quoi les vir'rons nous
Dans tan mirlibodin ?
Avec quoi les vir'rons nous
Mon ami doux ?
— Avec un bâton.

. . . . . .
. . . . . .

Voici l'ivrogne, toujours altéré, qui vend tout pour boire, excepté son tibi, auquel sa femme tient tout particulièrement.

Le Tibi.

I

Pour boir'il me faut vendre
Le chapeau qui est ici.

REFRAIN

Ma femme m'a toujours dit :
Mon ami
Vends ta culotte et garde le tibi,
Vends ta culotte, et vends les boutons,
Gard'le tibi pour la maison !

II

Pour boir'il me faut vendre,
Le pal'tòt qui est ici.

Tout l'habillement y passe ; le refrain est repris, en chœur, après chaque couplet.

Pour terminer, citons un refrain grivois, trop grivois même, car il nous oblige à supprimer quelques mots rabelaisiens.

J'ai bé vu ma megnoune.

I

J'ai bé vu ma megnoune (*bis*),
Ma megnoune tout dau long,
Dondaine don,
Ma megnoune tout dau long,
Dondaine.

II

J'ai bé vu autre chouse (*bis*),
Qu'était bé pu mignon,
Dondaine don,
Qu'était bé pu mignon,
Dondaine.

III

O i avait de la barbe (*bis*),
Tout comme un hérisson,
Dondaine don,
Tout comme un hérisson,
Dondaine.

VI

I tira ma.............
La mit dans............
Dondaine don
La mit dans l'..........
Dondaine.

V

T'at-ô fait dau bien m'gnoune (*bis*),
Ma megnoune tout dau long,
Dondaine don.
Ma megnoun'tout dau long,
Dondaine !

---

(1) Nous possédons la musique de toutes ces chansons, et nous espérons, sous peu, publier, en collaboration avec un artiste du Poitou, les refrains les plus intéressants.

CHAPITRE IV

Contes d'antan.

Le Comte des Roches Bleues.

Il y a bien longtemps de cela, c'était au temps où les bêtes parlaient, où les roses ne s'effeuillaient jamais sans prendre, chaque jour, une couleur de l'arc-en-ciel, où les grands chênes de la forêt se penchaient, la nuit, l'un vers l'autre, pour se conter les histoires merveilleuses du temps passé. Les ruisseaux, dont l'onde claire coule en chantant, entre les roches sombres, murmuraient parfois des mots étranges et mystérieux ; c'était une musique délicieuse, et, de loin, on aurait cru entendre un écho du concert éternel des anges du Paradis. La tourterelle, dans les bois, répétait sans cesse un refrain d'amour que les hommes comprenaient très bien. Il n'y avait pas de méchants sur la terre, et tout le monde était heureux. Un homme, à lui seul, personnifiait tout ce que l'imagination la plus féconde peut inventer de cruel et d'horrible.

C'était le comte des Roches-Bleues.

Le seigneur était riche et puissant. Il possédait des terres immenses, des châteaux magnifiques, des étangs profonds et larges comme la mer, et des forêts si grandes, si grandes, qu'il fallait des semaines pour les traverser.

Il habitait une demeure presque inaccessible. Bâti tout au sommet d'un rocher abrupt, de grain bleu comme le ciel, son manoir aux trente-deux tours s'élevait, altier, vers le ciel et disparaissait dans les nuages. Des douves, dont on n'avait jamais trouvé le fond, l'entouraient de tous les côtés, et chaque soir, à grand bruit de chaînes, on levait le pont qui reliait le château à la forêt voisine.

Le seigneur ne sortait jamais, le jour, que pour partir en guerre. Il restait longtemps, longtemps, hors de chez lui, avec tous les hommes du pays qu'il emmenait à sa suite. Ils partaient nombreux, avec des armures éclatantes, montant des coursiers magnifiques. Quand ils revenaient, ils étaient couverts de blessures et de poussière ; beaucoup étaient restés bien loin, morts dans la bataille.

Alors, le seigneur s'enfermait dans son château, pendant des mois. Quand il sortait, c'était la nuit. Il parcourait les forêts, monté sur un cheval noir qui lançait du feu par les naseaux, et faisait jaillir des éclairs, à chaque pas. Une meute de chiens féroces accompagnait le comte. Ces chiens étaient gros comme des veaux, mais ils avaient une tête d'homme. Ils dévoraient tout, sur leur passage.

Toute la nuit, le seigneur chassait. On entendait au loin un ouragan, un tonnerre effrayant qui grandissait et passait comme une avalanche ; on distinguait très bien le son du cor du comte qui éclatait comme l'orage.

Alors les pauvres paysans se blottissaient dans leurs chaumières, et ils avaient bien peur.

Le lendemain, des mères avaient beau appeler et chercher un de leurs enfants, tout était inutile : il avait disparu, mystérieusement emporté par le méchant seigneur.

On avait depuis longtemps remarqué que, parvenus à un certain âge, neuf ans environ, la plupart des petits enfants, à certaines époques de l'année, disparaissaient sans qu'il fût possible de retrouver leurs traces.

Beaucoup pensaient que les chiens du seigneur n'étaient pas étrangers à leur enlèvement. Mais aucun n'osait se plaindre, ou même confier sa crainte au voisin, on avait trop peur.

Il y avait longtemps déjà que le comte menait son existence de guerres et de chasses, lorsqu'on apprit, un beau jour, qu'il allait très prochainement se marier avec une jeune princesse d'un pays éloigné.

C'était un des archers du château qui l'avait raconté au savetier du village.

Les pauvres paysans n'avaient rien à perdre, dans ce mariage, mais plutôt à y gagner, si la jeune femme était charitable et bonne.

On attendit donc, avec une grande impatience, l'arrivée de l'épouse du comte.

Ce fut par une radieuse matinée d'avril qu'elle fit son apparition.

Dans un carrosse tout doré, traîné par six chevaux blancs comme neige, et conduits par des hommes noirs comme l'ébène, on aperçut la jeune femme, merveilleusement belle, assise près du seigneur.

Elle portait une robe si riche et si brillante qu'on ne pouvait longtemps attacher ses regards sur elle. Les diamants les plus beaux et les plus rares étaient répandus à profusion, sur ses vêtements, qui étaient tissés d'un or merveilleux, plus fin que la soie.

Ses cheveux, blonds comme les blés mûrs, encadraient un visage admirable où brillaient, magnifiques, les yeux bleus comme le cristal des lacs des montagnes.

Les mains chargées de précieux bijoux envoyaient de légers saluts aux paysans prosternés, dans la poussière.

Le comte était toujours le même, mais son visage maigre avait un air moins dur et moins méchant.

Derrière le jeune couple, venait une suite nombreuse.

Des fêtes magnifiques eurent lieu dans le pays. Puis,

les invités partis, le château reprit son aspect d'autrefois.

II

Un soir d'hiver, que le père Nicolas, un pauvre bûcheron du pays, s'en revenait des bois, il entendit le bruit d'une conversation, dans un taillis.

Il se tapit dans l'herbe et écouta.

— Oui, disait une voix qui grondait comme la foudre, il faut que cela finisse. Voilà plus de deux ans que je n'ai rien reçu. Avant la Noël prochaine, si je n'ai pas ce que tu sais, tu souffriras mille tourments, avant ta mort !

— Seigneur, disait l'autre personne, vous savez bien que maintenant je ne puis plus m'en procurer, mon épouse, la fidèle Agnès, ne me permet plus de chasser....

— Oublies-tu donc ton pacte, clama l'autre personnage que l'on appelait « Seigneur », et en disant ces mots, il emplit le taillis d'éblouissants éclairs de lumière verte.

Nicolas n'en voulut pas entendre davantage, il prit ses jambes à son cou et dévala à toute vitesse, vers le village.

Pendant trois jours, il ne put parler.

Il avait entendu le diable de trop près pour ne pas être malade. Il ne s'en remit jamais, du reste, étant trop âgé, pour supporter ces émotions.

Un soir que les femmes de la ferme de Fontclaire faisaient la soupe, elles virent trois petits fadets sortir de dessous la pierre du foyer. Ils les regardèrent en riant, puis l'un d'eux se mit à chanter :

Au soleil
Sang vermeil,
Qui sommeille

Sans pareil.
Tout le corps,
Sans détors
Devient or
Et trésor.

Les femmes s'imaginèrent que les fadets se moquaient d'elles et les chassèrent à coups de balais.

III

Agnès, la belle Agnès, la châtelaine des Roches Bleues, pleurait d'abondantes larmes. Elle dédaignait le rouet d'ivoire et le fuseau d'or abandonnés près d'elle et sa blanche main séchait sans cesse les pleurs amers qui coulaient de ses grands yeux. Le comte ne l'aimait plus. Depuis quelques jours, il ne lui parlait pas, la laissait seule, et s'enfermait à double tour dans la plus haute tourelle du château, défendant, sous peine de mort, qu'on vînt le déranger.

Agnès était bien malheureuse, parce qu'elle n'avait pas pu encore convertir son mari, qui vivait comme un vrai païen, alors qu'elle était une parfaite chrétienne. Elle perdait maintenant tout espoir, car le comte jurait, sacrait comme un damné. Il était devenu brutal et méchant; avec cela, son visage se transformait et devenait étrange; ses yeux, la nuit, brillaient comme ceux des chats.

Agnès commençait à avoir peur de lui.

Cette nuit d'hiver, il faisait une tempête épouvantable. Un vent infernal secouait le château, comme l'invisible main d'un géant courroucé. Agnès entendait toutes sortes de bruits étranges, mais elle n'avait pas peur, parce qu'elle croyait en Dieu.

Tout à coup, au moment où le guetteur annonçait la mi-nuit, un effrayant vacarme se fit dans le château. Des aboiements furieux éclatèrent, dans la cour d'honneur ; on entendait des bruits de chevaux, des cris, des hurlements. Agnès se précipita à la croisée, mais elle n'eut que le temps d'entrevoir une vision confuse d'hommes, de chevaux et de chiens, qui s'engouffraient sous le porche, et disparaissaient dans la nuit, après que l'on eut, à grand bruit, baissé le pont-levis.

Peu à peu, le bruit de la chasse mystérieuse se tut, dans le lointain, et la belle Agnès, en proie à un malaise étrange, tomba évanouie sur la dalle de la chambre.

IV

Le crépuscule d'hiver terne et mélancolique s'épand sur le vieux château et les forêts avoisinantes. Aux vitraux des larges fenêtres, il met des teintes grises et nimbe le ciel d'un voile de tristesse. La terre est gelée, les douves glacées, les arbres sont couverts de gemmes givrées.

Dans le village, les mères pleurent ; six enfants ont disparu pendant la nuit, et la chasse infernale, que, depuis de longs mois, on n'avait entendue, est passée dans l'ombre, comme un ouragan venu de l'enfer.

Au château, tout est en révolution ; le comte est revenu, harassé de la chasse, pour apprendre la naissance de son fils. Agnès dort d'un sommeil lourd, des soubresauts soulèvent sa poitrine, comme celles des petits enfants qu'on a grondés.

Le comte n'est pas venu la voir ; il est dans la tourelle, et personne n'ose le déranger. On entend des grondements effrayants ; un souffle rapide et puissant, des cris, des sifflements horribles. Une fumée âcre et nauséabonde monte vers le ciel.

La cloche de l'église voisine tinte joyeusement, pour la messe de minuit.

V

— « Je n'y arriverai jamais », dit le comte, en poussant un juron épouvantable. Il est seul, dans la grande salle voûtée où sont amoncelées des choses bizarres : des squelettes humains, des bêtes mortes, empaillées ; des serpents et des crapauds couvrent les dalles, nageant dans le sang. Six enfants gisent sur le sol, le crâne et la poitrine ouverts. Dans des vases, dans des alambics et des cornues, sur un feu ardent, un mélange rouge bout à grand bruit.

Le comte vient d'ouvrir une trappe, il y pousse les petits cadavres et revient près de ses fourneaux.

— Voyons : 6 cervelles et 6 cœurs d'enfants de 9 années, et 9 mois, c'est bien cela... Et pourtant je n'obtiens pas d'or...

— Il te manque quelque chose, dit une voix terrible, derrière lui.

En même temps un nuage de feu emplit la pièce et Satan apparaît.

— Il te manque le cœur d'un enfant d'un jour. Tu le sais, les livres le recommandent. Il te faut immédiatement ce cadavre, et je promets la réussite complète, tu auras, ainsi, une montagne d'or.

— Une montagne d'or ! Tu dis vrai, seigneur ?

— Je te le promets, foi de Satan, dit le démon, tu sais ce qu'il te reste à faire.

Et il disparaît.

— Le comte hésite, il revient à ses fourneaux. Rien, toujours rien. Il sort de la chambre, en ferme soigneusement la porte et se dirige vers la chambre d'Agnès.

Un enfant d'un jour ? Mais le sien n'est-il pas là ?

VI

Agnès, toute pâle, est seule dans la chambre nuptiale du château. Elle dit son chapelet, car minuit va bientôt sonner, et elle ne veut pas laisser passer la nuit sacrée, sans prier Dieu. La jeune châtelaine est bien triste, elle comprend que le comte est un mauvais esprit; elle prie pour lui et pour son enfant.

Soudain, dans le grand silence, la porte s'ouvre avec fracas. Un homme entre rapidement dans la pièce, et, sans dire un mot, se dirige vers le berceau où repose le nouveau né.

Le guetteur, du haut de la tour, annonce minuit.

— « Au nom du ciel, être maudit, s'écrie Agnès, ne porte pas ta main sacrilège, sur ce petit être innocent et pur! Défendez-moi, Seigneur! »

Alors, un jeune enfant, couvert d'une robe de lin, beau comme un Dieu et portant en sa main un lys d'or, apparaît tout à coup, entouré d'anges nombreux. Une lumière plus éclatante que le soleil envahit la chambre, une musique délicieuse se fit entendre.

Le comte, hagard, tout tremblant, laisse tomber à terre l'enfant qu'il a saisi.

— Vos prières, Agnès, sont exaucées, soyez à jamais heureuse, vous et votre fils. Toi, être maudit, créature infernale, va rejoindre Satan qui t'attend en enfer! La terre tressaille, un effrayant grondement bouleverse ses entrailles ; le château disparaît, dans un gouffre sans fond, dans un abîme de vapeurs et de flammes.

Agnès et son fils, soutenus par les Anges, montent dans le ciel tout constellé d'étoiles, vers le royaume sacré où ils goûteront l'éternelle félicité des bienheureux.

LA PETITE POMME D'API

CONTE TIRÉ DU CULTE DES FONTAINES

« O ma mère, toi qui réchauffais
« mes pieds froids dans tes mains !... »
DIDEROT.

I

Il était, une fois, une pauvre veuve, qui habitait une méchante cabane, dans la forêt de Chantemerle, avec ses trois petits enfants, dont le plus jeune n'avait pas cinq ans.

Il y a bien longtemps de cela ; les vieux chênes qui causent, la nuit, sous la clarté des étoiles, ne s'en souviennent plus.

Les fées sont envolées, les enchanteurs partis, les ancêtres géants tombés sous la cognée puissante des bûcherons, et le silence se fait, lugubre, dans la forêt chaque jour mutilée.

Un soir d'hiver que la pauvre femme revenait, à pas lents, de chercher du bois mort, elle se sentit, tout à coup, bien mal. Avec peine, elle se traîna dans sa chaumière et appela ses enfants.

— « Mes chers petits, leur dit-elle, je vais bientôt « mourir. Avant de m'en aller rejoindre votre père, je « veux vous partager le peu de choses qui me restent. »

L'aîné eut un vieux vêtement et un couteau.

Le cadet eut des sabots neufs.

Quant vint le tour du plus jeune, la moribonde versa d'abondantes larmes.

« Pauvre Pierre ! dit-elle, je n'ai plus rien pour « toi ! Prends cette petite pomme d'api. C'est une « belle dame qui me l'a donnée, un soir, près de la « fontaine; conserve-la précieusement. »

Puis elle mourut.

Le soir même, les enfants quittèrent la cabane.

Rendus à un carrefour de la forêt, ils s'embrassèrent bien fort, se promirent de revenir, au même endroit, l'année suivante, et chacun prit un chemin différent.

La nuit venait. Petit-Pierre marchait vite ; il avait froid et ses pieds nus étaient bleuis par la bise.

Les arbres, couverts de givre, avaient un manteau de cristal et le vent du nord clamait sa voix glacée, dans les branches.

Petit-Pierre avait bien peur; pour se donner du courage, il chantait un vieux refrain, celui que sa maman fredonnait, pour l'endormir :

Quand le p'tit Jésus allait à l'école,
Il portait sa croix dessus ses épaules.
  Quand il savait sa leçon,
  On lui donnait du bonbon,
  Une pomme douce,
  Pour mett' en sa bouche,
  Tantôt un bouquet de fleurs,
  Pour mett' su' son cœur.

Petit-Pierre avait un peu envie de la croquer, lui aussi, sa pomme, mais maman l'avait défendu, et il était obéissant.

Tout à coup, d'un fourré du bois, un gros loup déboucha et courut sur lui. L'enfant eut grand' peur ; il s'arrêta, quand même, résolûment, devant la bête furieuse, qui dardait des yeux de flamme et lui crachait son haleine brûlante à la face.

Il n'avait rien pour se défendre et il était trop petit, pour lutter avec le loup.

Dans sa main il avait toujours sa pomme d'api.

— « O! petite pomme d'api, que m'a donnée ma « mère, toi qui es mon seul bien, défends-moi contre « ce méchant loup! »

Et l'enfant jeta le fruit à la tête de la bête féroce.

Celle-ci le flaira un instant, puis vint se rouler aux pieds de l'enfant. Elle lui lécha les mains et disparut dans la forêt.

Cette nuit-là, Petit-Pierre dormit sous un grand chêne, conservant toujours sa précieuse pomme, dans sa main placée sur son cœur.

II

Quand l'enfant se réveilla, le lendemain, un blanc manteau de neige couvrait la forêt.

Le petit se remit en route; ses pieds enfonçaient, à chaque pas, dans la couche glacée.

Il arriva, bientôt, devant un vieux château, aux murailles crevassées, sur lesquelles serpentaient les mousses et les lierres.

Dans le ciel, au-dessus du manoir, des corbeaux tournoyaient sans cesse, en poussant d'horribles cris.

A la poterne veillait un guerrier revêtu d'une brillante armure.

Petit-Pierre avait faim, il demanda l'hospitalité.

— « Tu peux entrer, tu seras le bienvenu », lui dit le soldat, avec un mauvais rire.

Après avoir traversé un dédale de chambres et de corridors, l'enfant arriva dans une grande pièce. Un bon feu flambait, dans la cheminée; sur la table étaient disposés les mets les plus rares et les plus appétissants, dans une vaisselle d'argent et d'or.

Petit-Pierre mangea et se chauffa. Il éprouvait un grand bien-être et allait céder au sommeil, quand il entendit un bruit qui le fit tressaillir.

On eût dit le beuglement d'un bœuf, uni au rugissement d'un lion.

Glacé d'effroi, l'enfant vit alors entrer un monstre épouvantable, qui avait le corps d'un homme et la tête d'un taureau.

— « Ah! ah! dit la bête, voilà un bon morceau qui « me tombe du ciel, ou du diable! Je te mangerai à la « broche, ce soir, mon petit! »

Des domestiques vinrent, qui prirent Petit-Pierre et l'enfermèrent, dans la plus haute tour.

L'enfant pleura tout le jour.

Le soir, un grand bruit de serrures l'avertit que sa dernière heure approchait.

On le fit descendre à la cuisine. Dans une cheminée gigantesque brûlaient des arbres entiers; une grande broche tournait, devant le brasier.

Le monstre regardait l'enfant en riant : « Ah! qu'il « est gras et rose, ce petit! Comme il sera tendre et bon! « Allons, dépêchez-vous de le faire cuire, j'ai grand « faim ! »

Petit-Pierre se vit perdu. Il songea à sa petite pomme d'api, qui ne le quittait jamais.

« O ! petite pomme d'api, que m'a donnée ma mère, « toi qui es mon seul bien, défends-moi contre ce mé- « chant monstre », s'écria-t-il.

Et il jeta la pomme, à la tête de l'ogre.

Aussitôt celui-ci et ses valets poussèrent des cris effroyables, puis tous se précipitèrent dans le brasier, qui les dévora en un instant.

Petit-Pierre reprit sa pomme et poursuivit son chemin.

III

Il marcha longtemps, longtemps, et arriva près d'une grande ferme.

Il se reposait au bord d'un fossé, quand, accablé de fatigue, il s'endormit profondément.

Lorsqu'il se réveilla il était couché sur un méchant lit; une vieille hideuse se penchait sur lui et le regardait,

Il chercha sa pomme d'api, elle avait disparu !

La vieille dit : « Je t'ai trouvé dansles chemins où tu « te mourais de fatigue; j'aurais bien pu t'y laisser, « mais j'ai besoin de toi,pour garder mes pourceaux. »

— « Et ma pomme d'api ? » dit l'enfant.

— « Ta pomme d'api ! reprit la vieille. Ne m'en « parle plus, ou voilà ce que tu attraperas ! »

Et elle roua l'enfant de coups.

Petit-Pierre partait, dès l'aube, garder les pourceaux.

Il revenait, à la nuit, et mourait de faim et de misère.

Un jour, désespéré, il se laissa choir sur le gazon et pleura longtemps.

— « O ! ma pauvre maman ! Toi qui m'aimais tant « et qui me chérissais si bien ! Rends-moi tes caresses, « ou fais-moi retrouver ma précieuse pomme,vois com- « me je suis malheureux, depuis que je l'ai perdue ! »

Il entendit alors une voix qui lui dit : « Reviens à « la ferme, monte dans la chambre, regarde dans son « coffre, tu la retrouveras. »

Petit-Pierre fit ainsi; la méchante vieille était à laver, au « doué », il retrouva aisément sa pomme.

Alors il courut bien vite et s'échappa de la ferme maudite.

A la tombée de la nuit,il arriva dans un grand bois.

Une fontaine étalait son miroir argenté à l'ombre du feuillage.

L'enfant dit : « Je ne sais plus où aller, petite pom- « me, dis-moi où porter mes pas :

Petite pomme d'api.
Roule, roule et me conduis,
Tout droit jusqu'en paradis

La pomme roula, roula et tomba dans la fontaine

IV

Petit-Pierre poussa un grand cri.

Mais il eut beau se pencher sur la source et chercher son trésor, celui-ci était disparu à jamais.

Sur un rocher couvert de mousses grises, l'enfant se laissa tomber en pleurant.

— « O ! petite pomme d'api, toi que ma mère me « donnas, avant de mourir, de ses mains tremblantes « et glacées, toi qui m'as sauvé du méchant loup, de « l'ogre et de la mauvaise vieille, reviens,reviens vite, « sans toi je vais mourir ! »

Petit-Pierre pleura longtemps.

La nuit est venue. La lune estompe de teintes indécises les silhouettes des vieux chênes, que le vent de la tourmente berce furieusement. Elle roule son disque pâle, à l'assaut des nuages : tantôt ses rayons jaillissent de l'ombre et tantôt s'éteignent, dans la nuit.

Et voici que de la fontaine s'élèvent d'étranges vapeurs qui montent vers les étoiles, en élargissant, peu à peu, leurs orbes d'argent.

Le vent s'est tu. Le ciel est clair.

Tout s'illumine à l'entour, des oiseaux chantent, des fleurs entr'ouvrent leurs corolles parfumées.

Les vapeurs de la fontaine jaillissent plus fort. Elles s'unissent, se fondent ensemble, et, aux yeux ravis de l'enfant, une forme blanche se dessine, se précise, celle d'une femme blonde, adorablement belle, qui regarde tendrement Petit-Pierre, de ses yeux d'azur.

— « Mon petit gars, tu m'as appelée, dans ta détresse, « et je viens vers toi. Tu ne me reconnais pas, c'est « moi, ta petite pomme d'api ! Tu m'as demandé l

« bonheur, je te le donne. Viens avec moi, montons « tous les deux, vers là haut, retrouver ta maman. « Ce n'est que dans ses bras, mon petit, que tu retrou- « veras le paradis perdu ! »

Saint-Mesmin-le-Vieux, 16 décembre 1910.

TABLE

Poitiers. — Imp. Blais et Roy, 7, rue Victor-Hugo, 7

www.ingramcontent.com/pod-product-compliance
Ingram Content Group UK Ltd.
Pitfield, Milton Keynes, MK11 3LW, UK
UKHW020559180726
13838UKWH00001B/346

9 782329 379067